INTRODUCCIÓN A LA ATENCIÓN PRIMARIA DE SALUD

INTRODUCCIÓN A LA ATENCIÓN PRIMARIA DE SALUD

Editor: Dr. Juan Carlos Cazar

Autores: Fabricio Bombón, Denisse Tello, Lilián Calderón, Jorge Arriaga, Liliana Carrión, Jaime Andrade, Rita Guanochanga, Andrea Villareal, Verónica Inuca, William Mayorga

2020 Cuevas Editores
Diseño de Portada: Genesis Peña
ISBN:
Impreso en Ecuador - Printed in Ecuador

DEDICATORIA

Al creador del universo, la ciencia y la vida "DIOS"; por
permitirnos cumplir nuestras metas.

A cada una de nuestras familias, por apoyarnos en nuestros
sueños y levantarnos en nuestras caídas.

A todos, quienes, formaron parte, contribuyeron, e hicieron
posible este proyecto médico, científico.

PRESENTACIÓN

"Los grandes médicos, empiezan por escuchar, valorar y entender a sus pacientes; centrando su consigna; más allá, de su propia conveniencia".

Fabricio Bombón C.

La Atención Primaria de Salud, representa la puerta de entrada al sistema de Salud, abarcando un gran número de requerimientos y necesidades sanitarias de cada ser humano, ya sea en etapas tempranas, como en edades avanzadas de su existencia; incluyendo la promoción, prevención, tratamiento, rehabilitación, e incluso los cuidados paliativos. Uno de los principales objetivos, es y será, brindar un servicio médico, integral y adecuado, enfocado en resolver los problemas sanitarios de la comunidad, sin distinguir: edad, sexo, religión o condición social.

La importancia de la Atención Primaria de Salud es crucial y relevante; puesto que con el pasar del tiempo, se ha convertido, en la piedra angular del Sistema Nacional de Salud; por lo cual, intentaremos que el Texto **"INTRODUCCIÓN A LA ATENCIÓN PRIMARIA DE SALUD",** sea una fuente de aprendizaje y referencia, para estudiantes de pregrado, posgrado y personal de salud en general, mediante un enfoque responsable, conciso y de calidad.

Dr. Fabricio Bombón Caizaluisa

Coordinador del texto

AGRADECIMIENTO

A la Sociedad Ecuatoriana de Medicina Familiar – SEMF, y su directorio.

ÍNDICE DE AUTORES

Editor del texto

Juan Carlos Cazar García
Título de Médico Cirujano otorgado por la Universidad Central del Ecuador.
Título de Especialista en Medicina Familiar y Comunitaria obtenido vía MIR por Ministerio de Sanidad Español.
Coordinador Del Posgrado de Medicina Familiar y Comunitaria, Universidad Central del Ecuador. Quito-Ecuador.
Director de Carrera de Medicina, Facultad de Ciencias Médicas, Universidad Central del Ecuador. Quito-Ecuador.
DELIMITACIÓN CONCEPTUAL DE LA ATENCIÓN PRIMARIA DE SALUD

Coordinador del texto

Marco Fabricio Bombón Caizaluisa
Título de Médico otorgado por la Universidad Central del Ecuador.
Médico Residente de Hospitalización y Emergencia en CAT "Quito BICENTENARIO", Distrito Metropolitano de Quito- Ecuador.
Médico Residente de Cirugía, Hospitalización y Emergencia en Hospital Nova salud. Quito- Ecuador.
Médico General en Centro Médico "BOMBON MEDICAL CENTER". Quito- Ecuador.
Maestrando de Maestría en Docencia Universitaria, por la Universidad Internacional Iberoamericana UNINI- México.
Ayudante Titular de Cátedra, Universidad Central del Ecuador, períodos 2014-2016
RELACION MÉDICO, PACIENTE Y ACOMPAÑANTE

Lilián Rebeca Calderón Layedra
Título de Doctor en Medicina y Cirugía General por la Universidad Central del Ecuador.
Título de Especialista en Pediatría por la Universidad Central del Ecuador.
Título de Especialista en Economía de la Salud por la Universidad San Francisco de Quito.
Título de Maestría en Docencia Universitaria e Investigación Educativa, por la Universidad Nacional de Loja.
Título de PhD. en Ciencias, por la Universidad de Sao Paulo.
Título Honorifico de Líder de la Participación Comunitaria en Salud por la Universidad Central del Ecuador.
SISTEMA NACIONAL DE SALUD

Rita Paulina Guanochanga Collaguazo
Título de Médico otorgado por la Universidad Central del Ecuador.
Título de Especialista en Familiar y Comunitaria otorgado por la Universidad Técnica de Ambato.
Médico Tratante del Centro de Salud Tipo C de Lasso, Ministerio de Salud Pública. Latacunga- Ecuador.
Docente de Posgrado Medicina Familiar y Comunitaria, Universidad Técnica de Ambato UTA.
Médico de la empresa Agrocomercial "Don Luis"
Médico de la empresa de Hortalizas "Doña Aurorita"
ENTORNO SOCIOECONÓMICO DEL SISTEMA DE SALUD
ECUADOR

Jaime Fernando Andrade Mafla
Título de Doctor en Medicina y Cirugía otorgado por la Universidad Central del Ecuador.
Título de Especialista en Medicina Familiar y Comunitaria otorgado por la Universidad Central del Ecuador.
Médico tratante del Servicio de Emergencia del Centro de Salud Tipo C de Guamaní. Ministerio de Salud Pública. Quito- Ecuador
Técnico Administrativo del Centro de Salud Tipo C de Guamaní. Ministerio de Salud Pública. Quito- Ecuador
Docente del Posgrado de Medicina Familiar y Comunitaria de la Universidad Central del Ecuador.
LA SALUD Y SUS DETERMINANTES

William Rubén Mayorga Ortiz
Título de Médico otorgado por la Escuela Superior Politécnica de Chimborazo.
Título de Especialista en Medicina Familiar y Comunitaria otorgado por La Universidad Técnica de Ambato UTA.
Director Centro Salud Atahualpa, Distrito 18D02, Ministerio de Salud Pública. Ambato- Ecuador.
Médico Tratante del Centro Salud Atahualpa, Distrito 18D02, Ministerio de Salud Pública. Ambato- Ecuador.
Docente de Posgrado de Medicina Familiar y Comunitaria, Universidad Técnica de Ambato UTA.
Docente de Posgrado en la Maestría en Atención Primaria de la Salud, mención Gerontología.
Revisor externo del equipo editorial de la Revista Investigación y desarrollo I-D de Universidad Técnica de Ambato UTA.
Director y Médico tratante de Centro Médico de especialidades MEDIFAMILIA & NEUROPSICOLOGIA. Ambato -Ecuador.
ATENCIÓN INTEGRAL AL ANCIANO

Verónica Anavel Inuca Tocagón
Título de Doctor en Medicina General y Cirugía otorgado por la Universidad Central del Ecuador.
Título de Especialista en Medicina Familiar y Comunitaria, otorgado por la Universidad Central del Ecuador.
Médico tratante del Centro Médico de la Facultad de Ciencias Médicas de la Universidad Central del Ecuador.
Docente de Educación Continua en Instituto Tecnológico Quito
COVID-19, EN EL ESCENARIO DE SALUD- ECUADOR

Andrea Stefania Villarreal Zambrano
Título de Médico Cirujano otorgado por la Universidad Tecnológica Equinoccial.
Médico Residente de Hospitalización y Emergencia en CAT "Quito BICENTENARIO". Distrito Metropolitano de Quito- Ecuador.
Médico Residente de Cirugía y Emergencia en Clínica MedicValle. Quito- Ecuador.
VIOLENCIA DE GÉNERO

Jorge Luis Arriaga Alcarras
Título de Médico otorgado por la Universidad Central del Ecuador.
Médico Residente de Emergencia en Hospital Padre Carollo. Quito- Ecuador.
Médico General en Centro Médico Quirúrgico Cruz Roja Ecuatoriana. Quito- Ecuador.
VIOLENCIA Y MALTRATO INFANTIL

Denisse Monserrate Tello Montúfar
Título de Médico otorgado por la Universidad Central del Ecuador.
Médico General en libre ejercicio de la profesión.
ACTIVIDADES DE ATENCIÓN PRIMARIA (PROMOCIÓN Y PREVENCIÓN DE LA SALUD)

Liliana Elizabeth Carrión Romero
Título de médico general otorgado por Universidad Central del Ecuador.
Médico residente en clínica INFES. Quito- Ecuador.
Médico residente de Cirugía y Ginecología Clínica Santa Bárbara. Quito-Ecuador.
Médico general en Ecuavida - Asesoría médica.
DISCAPACIDADES

ÍNDICE

CAPÍTULO 1

Juan Carlos Cazar

Delimitación Conceptual de la Atención Primaria de la Salud

DELIMITACIÓN CONCEPTUAL DE LA ATENCIÓN PRIMARIA DE LA SALUD

La primera riqueza es la salud. (Ralph W. Emerson)

En 1948, en los albores de la Organización Mundial de la Salud (OMS), se acuñó la definición de salud como: "completo bienestar físico, mental, espiritual, emocional y social", en contraposición a la idea, arraigada en la población general y profesionales de la salud, de considerar a la salud como ausencia de enfermedad. Es decir, amplía el concepto de salud con el de bienestar (satisfacción de necesidades materiales y espirituales para mejorar la calidad de vida) (1).

Este cambio de paradigma, obliga a modificar las definiciones conceptuales de muchos sistemas y modelos de salud que desde siempre habían priorizado el tratamiento de enfermedades, dando escasa importancia a la prevención y promoción de la salud. (1)

Los sistemas de salud son el conjunto de relaciones políticas, económicas e institucionales responsables por la conducción de los procesos relativos a la salud de la población: provisiones, financiamiento y recursos humanos. (1,2,3)

El modelo de atención explica cómo se relaciona la organización, regulación e integración de servicios entre el sistema de salud y el individuo. (2,3)

Los primeros términos relacionados con Atención Primaria de la Salud (APS) aparecen a inicios de 1920 (Reporte Dawson) con los informes de algunas iniciativas de enfermeras visitadoras a enfermos en sus domicilios y de salud pública como la vacunación obligatoria.(4)

Décadas más tarde se le otorga los conceptos conocidos actualmente, siendo la Revista *Contact* de la Comisión Médica Cristiana del Consejo Mundial de las Iglesias la primera en acuñar la terminología mientras informa de las misiones de varios médicos religiosos en comunidades en su mayoría sin recursos económicos. (4)

Con la finalidad de difundir y definir conceptualmente la APS, En 1978 la Organización Mundial de la Salud (OMS) y la UNICEF organizaron la Conferencia Internacional sobre Atención Primaria de Salud celebrada en Alma Ata (Kazajistan- ex URSS). (5)

Como conclusión del evento se presentó la Declaración de Alma Ata que consensuó que la APS es: "Aquella asistencia sanitaria esencial accesible a todos los individuos y familias a través de medios aceptables para ellos, con su plena participación y a un costo factible para la sociedad con el fin de mejorar el nivel de salud". Aunque muchos objetivos y proyectos quedaron inconclusos y fueron tildados de utópicos, muchas bases conceptuales se delimitaron como resultado de esta reunión que actualmente se considera un hito en la Salud Pública. (6,7)

En realidad, el concepto de Atención Primaria de Salud en muchos contextos es confundido y no bien definido, por lo que el objetivo de este capítulo es aclarar algunos conceptos y características de la APS.

Definiciones de APS

Es una filosofía – estrategia, fundamentada en algunas características que consolidaremos así:

Objeto receptor: No se centra en un enfermedad u órgano en particular sino en los problemas de un individuo que es a su vez integrante de una familia y una comunidad.(4,5,6,7)

Lugar de provisión: Si consideramos la existencia de niveles de atención o niveles de asistencia sanitaria (organización estratificada de recursos del sistema de salud de acuerdo a su infraestructura y a la complejidad de servicios) el primer nivel sin dudarlo es el escenario en el que se puede aplicar la APS de forma más óptima, aclarando que su presencia no es exclusiva ni sinónimo de este.(4,5,6,7)

Vignolo define la APS como una estrategia que se puede aplicar en todos los niveles de atención, que incluso los articula con el objeto de resolver los problemas de las personas.

Es más fácil sin duda establecer estrategias de evaluación integral del individuo en el nivel con funcionamiento ambulatorio, por estas características muchos profesionales confunden los términos primer nivel de atención (PNA) con Atención Primaria de Salud (APS).(4,5,6,7)

Tipo de proveedor y organización: Los cuidados son emitidos por profesionales que consideran que su trabajo no es con pacientes sino con el cuidado de individuos con múltiples esferas en su vida (biológico, psicológico, económico, cultural etc.) su familia y su comunidad.(4,5,6,7)

Componentes de la APS

De la declaración de Alma Ata se obtuvieron los siguientes componentes:

Prevención: Son acciones o medidas, ejecutadas por el personal de salud o la población apoyadas en evidencia científica, con el objetivo de evitar el aparecimiento de problemas de salud. (6,7)

Se reconocen cuatro niveles de prevención que se los describe así

Prevención Primaria: Actuaciones que impiden la aparición o la probabilidad de padecer un problema de salud. El más claro ejemplo son las campañas de vacunación que en muchos casos han provocado la erradicación de ciertas enfermedades. (6,7)

Prevención Secundaria: Acciones que pretenden detener la evolución del problema de salud mediante acciones desarrolladas antes de la fase sintomática. Ejemplos aplicados en nuestro sistema de salud son el cribado o screening neonatal o de VIH materno. (6,7)

Prevención Terciaria: Acciones encaminadas a evitar las complicaciones y discapacidades que pueden aparecer luego de padecer un problema de salud. (6,7)

Prevención Cuaternaria: Son aquellas actividades que debe realizar el profesional sanitario para balancear los beneficios y los riesgos de cualquier acto médico, basándose en el principio de primero no dañar.

Rehabilitación. Es el proceso dirigido a recuperar una función o una actividad, para prevenir alteraciones en la salud. Con el mejor de los propósitos, muchas intervenciones médicas se práctican para generar prevención, tratamiento o rehabilitación, utilizando medios o procedimientos cada vez más potentes. Aunque su aplicación es correcta muchas veces producen daño al individuo en cualquiera de sus esferas. (7)

Promoción de la salud: Proceso educativo de enseñanza-aprendizaje, en el que un individuo, familia o comunidad de acuerdo a su contexto y posibilidades logra ejercer control de su salud transformando sus conocimientos. (7)

En 1986 en Ottawa, se realizó la primera Conferencia Internacional de Promoción de la Salud, que la define como "el proceso de capacitar a las personas para que aumente el control sobre su salud y para que mejoren". (8)

La conferencia de Santa Fe de Bogotá en 1992 planteó la necesidad de armonizar el desarrollo económico con el bienestar, la equidad social y la solidaridad. (8)

Todas las campañas educativas que generan un cambio de actitud en un paciente son parte de la educación para la salud; sin embargo, el profesional de la salud en sus actividades diarias promociona el bienestar personal. (9)

Tratamiento o mantenimiento: Se consideran a todas las intervenciones médicas (fármacos, cirugías, terapias) para eliminar una enfermedad (en las patologías agudas) o incrementar la calidad de vida y disminuir las complicaciones prolongando la salud por más tiempo (en enfermedades crónicas). (10)

El tratamiento en la APS debe ser contextualizado (relaciona la enfermedad y el individuo) y en contexto (analiza el entorno específico del paciente)(11)

La preocupación del equipo de salud por resolver un problema de salud solo finaliza con la reinserción a la sociedad del individuo que entregó a ellos la responsabilidad de curarlo.(6,7)

Principios Básicos o Elementos Conceptuales de la APS

La definición esquemática de los elementos conceptuales de APS se presentan a continuación: (4,5,6,7,8)

Integral: Entiende al ser humano con un enfoque biopsicosocial económico y cultura, aseverando que estas esferas son dependientes e interseccionan para generar un problema de salud.

Integrada: Los cuatro componentes de la APS se deben generar en todos los lugares donde se ejerce la Medicina. Cuando un nivel de asistencia médica se ve rebasado por el problema de salud lo debe remitir para valoración a otro nivel de asistencia o a otra institución del sistema de salud.

Continuada: Brinda atención a los problemas del individuo en todos los ciclos vitales.

Permanente : Se ejerce la APS en cualquier lugar o ámbito donde se desarrollan los individuos (trabajo, domicilio, escuelas) y en cualquier circunstancia.

Activa: Los profesionales enmarcados en la APS no pueden actuar como un receptor pasivo de enfermos y sus demandas, todo lo contrario, se debe investigar de forma anticipada los problemas del individuo o de la comunidad incluso cuando no están aún expresados.

Accesible: Los individuos y sus familias no deben tener dificultades para tener contacto con las instituciones de salud. La accesibilidad no debe ser comprendida solo como una condición geográfica que en realidad a veces es menos relevante que otros factores como económicos, culturales, burocráticos, discriminativos, falta de calidez o calidad de los trabajadores de la salud, financiación del sistema entre otros.

La justicia social y la equidad deben presidir la APS. Entiéndase por equidad repartir a cada elemento lo que necesita y no a partes iguales (igualdad). La gratuidad, la universalidad y la descentralización son parte fundamental de la accesibilidad

El primer nivel de atención solo puede ser el punto de entrada al sistema de salud cuando cumple con este principio de accesibilidad.

Interdisciplinaria: Basada en el trabajo de equipos multiprofesionales en ocasiones multisectoriales que realizan diferentes aportaciones técnicas con organización y metodología compartidas para obtener objetivos comunes.

Ventajosamente, considerar la práctica médica como un acto individual aislado se ha ido transformando gracias a la agregación de distintos profesionales a los grupos o equipos de trabajo. Este enfoque multidisciplinario genera muchos beneficios considerando la optimización de infraestructura, instrumentales, equipos, complemento terapéutico, pero sobre todo por la comunicación interprofesional para mejorar la salud de la comunidad.

Además de las figuras de profesionales como médicos, enfermeras, psicólogos, odontólogos, fisioterapistas, que podrían conformar el equipo de salud dependiendo del país y de las prestaciones acordadas en el modelo de salud, en el marco de la atención de primer nivel aparece una figura denominada "agente comunitario" o "técnico de atención primaria".

Se trata de personas que provienen de la comunidad, con formación técnica y capacitación para brindar cuidados a su población. En un ámbito menos formal, participan de actividades comunitarias y son los mediadores culturales que ayudan a intercambiar información y comprenderla. En otras palabras, son el nexo entre el equipo de salud y la población asignada.

Participativa y Comunitaria: En su aplicación la atención primaria considera al individuo como la unidad que pertenece a una familia y a una comunidad que está estructurada por el conjunto de familias.

La participación de la comunidad en las actividades va desde la programación de éstas y son un aliado fundamental en la consecución de resultados. El compromiso de las personas en las actividades las convierte en corresponsables de mantener su salud y la de su familia.

Tradicionalmente el término comunidad hacía referencia a un grupo determinado de personas que comparten una serie de valores e intereses en un espacio social, cultural o geográfico. Esta idílica definición actualmente se ve modificada por: la migración, la globalización, las redes sociales; por lo que una comunidad ahora podría ser comprendida como: un mosaico de gente muy diversa, con necesidades diferentes relacionadas entre si mediante redes de diferentes tipos o niveles.

Docente e Investigadora: La formación del personal enmarcado en la Atención Primaria de Salud debe ser constante. El recurso humano que trabaja en un sistema basado en APS debe recibir una formación específica con conocimientos, habilidades y actitudes adquiridos durante su estancia universitaria.

Debe generarse una formación sólida en aquellos problemas prevalentes de la población en tres segmentos: grado, posgrado y formación continua.

En cuanto al tema de investigación hay que recalcar que las evidencias que arrojan los estudios son casi siempre bajo condiciones y ambientes hospitalarios sesgados a componentes de diagnóstico y tratamiento en la mayoría de las ocasiones. Otro porcentaje de investigaciones se dedican a medir la prevención, pero casi siempre secundaria o terciaria.

Las conclusiones de estos estudios los convierten en discutidos cuando se desean aplicar en primer nivel de atención. El ámbito de la APS es el mejor escenario para estudiar cualquier problema de salud, sin embargo, la falta de tiempo por la elevada presión asistencial, la escasez de recursos y la falta de equipo básico, dificulta la realización de las mismas. (9)

Programada y Evaluable: Las actividades deben responder a un objetivo, a una necesidad y cuyas metas actividades y recursos responden a un mecanismo de control. El impacto (cambio de la realidad) de las actividades es un criterio importante de atención primaria. La programación y evaluación son elementos que están muy ligados a la investigación; pues muchas veces la línea de base no existe y requiere un protocolo de investigación cualitativa o cuantitativa para poder realizar mediciones sucesivas. (10)

Diferencias entre Enfoque tradicional y APS

El enfoque tradicional de asistencia sanitaria posee la concepción de una actividad basada en el objetivo de curar una enfermedad a un paciente; la filosofía APS, corresponsabiliza a un individuo en la resolución de sus problemas con el objetivo de mantener la salud. (11)

Tabla 1.

Diferencias entre Asistencia Ambulatoria Tradicional y Atención Primaria (7,8)

	Asistencia Ambulatoria Tradicional	Atención Primaria
Objetivos	• Lucha contra la enfermedad del paciente • Curación de la enfermedad	• Mantener la salud del individuo • Prevención y Cuidado de la salud
Contenidos	• Tratamiento • Cuidado Esporádico • Problemas específicos	• Promoción • Cuidado continuo y permanente • Cuidado integral
Organización	• Prioridad a especialidades médicas • Personal Médico • Prática Individual	• Medicina familiar • Multiprofesional • Trabajo en equipo
Responsabilidad	• Sector Sanitario Aislado • Recepción pasiva de cuidados • Individual	• Colaboración intersectorial • Corresponsabilidad del individuo • Familia y comunidad

Fuente: Martin Zurro

Diferencias entre Atención Centrada en el Paciente y Enfocada en la Persona.

La atención primaria, centrada en la persona; permite entender al individuo desde sus valores, necesidades y expectativas, así como a su entorno generando un proceso duradero que acompaña al individuo en la vida y no solamente en un episodio de enfermedad.(11,12)

Tabla 2.

Diferencias entre Atención Centrada en el Paciente y la Enfocada en la Persona

CENTRADA EN EL PACIENTE	ENFOCADA AL PACIENTE
Atención Centrada en la Visita del paciente	Interacción continua y longitudinal
Orientada a la atención por motivos de consulta	Los episodios en conjunto son curso de la vida
Aborda enfermedades	Problemas interrelacionados
Comorbilidad como un número de enfermedades crónicas	Una morbilidad es una interacción de determinantes
Sistemas Corporales independientes	El ser humano es un todo
Codificación de enfermedades	Codifica problemas, preocupaciones
Preocupación esencial se centra en la evolución de las enfermedades	La evolución de la enfermedad es tan importante como las experiencias de los seres humanos y los determinantes que los ocasionan

Fuente: Martin Zurro

Calidad Asistencial de la Atención Primaria de Salud

Para que la estrategia APS, fundamentada en los elementos antes descritos, tenga éxito es necesario una reorientación comprometida de las políticas de estado que generen un cambio significativo en la priorización de asignación de los recursos económicos y en su presupuesto.

Por ello forma parte del desarrollo político, social y económico de cada país y debe estar anclada al marco legal del mismo.

Existen interpretaciones erróneas de la Atención Primaria en Salud, la más frecuente se produce cuando se la confunde con el primer nivel de atención y su asistencia ambulatoria.

La errada conceptualización se extiende a considerarla como una estrategia sanitaria de baja calidad; medicina pobre y rudimentaria para pueblos e individuos pobres.

Estas visiones sesgadas tienen su origen en análisis economicistas, donde se prefieren la adquisición de grandes equipos tecnológicos, infraestructuras hospitalarias gigantescas y la formación de recurso humano especializado a tecnologías simples y poco costosas enfocadas a resolver los problemas de la mayoría de la población, incluso en el ámbito de sus propios domicilios y con personal formado con enfoque integral. (11,12)

En realidad, la inversión de un país para mantener un sistema basado en APS no siempre es menor en términos cuantitativos, pero siempre está atado a la racionalización de recursos para generar calidad asistencial y seguridad del individuo. (13)

La calidad es un conjunto de características de los servicios de salud que denotan superioridad; cuyo significado ha evolucionado con el paso del tiempo desde la conformidad del usuario hasta la excelencia en la forma de organización. En otras palabras, es el grado en que los servicios de salud destinados a los individuos y sus familias aumentan la probabilidad de conseguir unos resultados de salud y bienestar óptimos.

Es un concepto complejo que embarca las siguientes dimensiones(14,15,16)

Efectividad: Grado en que una determinada práctica mejora el estado de salud o satisfacción de la población. Expresa la medida de impacto de consecución de un objetivo en condiciones reales.

Eficacia: Grado en que una determinada práctica obtiene resultados en relación a metas propuestas en condiciones ideales.

Eficiencia: Grado en que una determinada actividad consigue el máximo de efectividad al mínimo coste.

Oportunidad: Grado en que una práctica se realiza en el momento oportuno.

Adecuación Grado en que una determinada práctica se realiza cuando está indicada y se corresponde con las necesidades de una población y su contexto.

Satisfacción: Grado en que una determinada práctica cumple con las expectativas del usuario

Competencia profesional: Conocimientos y habilidades del profesional del campo de la salud. En esta dimensión se debe invertir una gran cantidad de recursos económicos. Es necesario que el principal interlocutor de la APS esté motivado y bien formado para responder con evidencia científica a los problemas de la población.

La Seguridad del individuo: Son valores, comportamientos y actitudes que caracterizan el funcionamiento de una organización para minimizar los riesgos orientando a la implementación de prácticas seguras. Es una dimensión reciente dentro de la atención médica.

La accesibilidad y continuidad también son considerados como dimensiones de calidad de las intervenciones de salud.

La generación de calidad en un sistema de salud basado en APS requiere un potente compromiso político desde todas las esferas de gobierno considerando que el mayor porcentaje de los determinantes de la salud no pueden ser controlados con intervenciones solamente desde el ámbito médico. (17,18)

Esta es la razón principal por la que en América Latina la implantación de este modelo se ha transformado en un desafío real.

Tabla 3.

Desafíos para consolidar la Atención Primaria de Salud. (6,7,8,18)

ASPECTOS A PROMOVER

Colocar a la salud pública como una prioridad en la agenda política.

Decisión política de "invertir en salud" para garantizar un derecho humano fundamental.

La Constitución Política que garantiza el derecho a la salud constituye la mejor herramienta para la construcción, consolidación y sostenibilidad de un SS basado en APS.

Acercar a las autoridades de salud a la población en su ambiente de trabajo, vivienda, interactuar directamente con ellos escuchando, atendiendo y resolviendo los problemas localmente.

Desfragmentar al sistema mediante la operatividad eficaz y eficiente de la red pública y normatizar la alianza publico privada para utilizar eficiente y racionalmente la red complementaria.

Mejorar la calidad de la atención.

ASPECTOS A EVITAR

La partidización convierte a la salud en un "botín" político a repartir

Injerencia política sobre decisiones técnicas

Evitar la desvalorización del recurso humano por la edad y tiempo de servicio sin considerar la experiencia y capacidades técnicas

La escasa participación de la comunidad en el fortalecimiento del sistema y formulación de políticas y leyes.

Mantener a personas sin conocimiento de APS en puestos de coordinación

Fuente: Autor

1. OMS. Atención Primaria de Salud. Conferencia Internacional de Alma-Ata. Ginebra:OMS; 1978.

2. Ponte Hernando F. Historia de la medicina de familia en España. Un camino largo y complejo. AMF 2009; 5(4):201-9

3. Health systems: Principled integrated care. World Health Report 2003. Geneva, Switzerland: WHO; 2003

4. Elorza, María Eugenia. Delimitación conceptual de la atención primaria de salud. *Rev Cubana Salud Pública* [online]. 2017, vol.43, n.3 [citado 2020-09-01], pp.1-17. Disponible en: <http://scielo.sld.cu/scielo.php?script=sci_arttext&pid=S0864-34662017000300011&lng=es&nrm=iso>. ISSN 0864-346

5. Martin Zurro A. Ledesma Catelltort A, Sans Miret A. El modelo de atención primaria de salud: balance y perspectivas. Aten Primaria 2000; 25:48.58

6. Martin Zurro A. Atención primaria. Principios, organización y métodos en medicina de familia. 8va. Ed. Madrid; Elsevier; 2019

7. Martin Zurro A. Atención primaria. Principios, organización y métodos en medicina de familia. 7ma. Ed. Madrid; Elsevier; 2014

8. Ministerio de Salud Pública del Ecuador. Manual del Modelo de Atención Integral de Salud -MAIS: Ministerio de Salud Pública. 2da ed. Quito; MSP; 2016.

9. Villalbí JR, GuargaA, Pasarín MI,Gil M, Borrell C, Ferrán M, et al.Evaluación del impacto de la reforma de la atención primaria sobre la salud. Aten Primaria 1999;24:468.74.

10.Ceitlin J. Elementos esenciales, fundamentos y principios de la Medicina Familiar. En: Gómez Gascón T. Ceitlin J. Medicina de Familia: la clave de un nuevo modelo, Madrid: sem FYC y CIMF,1997.7-22.

11.English J. Training doctors for person-centered care, Acad Med 2016;91(3):294·6.

12.Awofeso N. What is the difference between "primary care" and "primary healthcare"? Qual Prim Care. 2004;12:93-4

13.Agency for Healthcare Research and Quility. Action Planning Tool for the AHRQ Surveys on Patient Safety Culture. Rockwille: Agency for Healthcare Research and Quality; 2016.

14.Agra Valera Y. Análisis de la cultura de la seguridad del paciente de los profesionales de la Atención Primaria del SNS, Madrid: Ministerio de Sanidad, Servicios Sociales e Igualdad, 2014.

15.Agra Valera Y. Seguridad del paciente en el pasado, presente y futuro de las organizaciones sanitarias, Un desafío para las enfermeras. Enferm Clin 20 17;27(4):21 1-3.

16.Benzen N, ed.Wonca Dictionary of General/Family Practice. Copenhagen: Wonca Internacional Classification Committee, 2003.

17.Aguiló Pastrana E, López Martín M, Siles Román D, López FernándezLA. Las actividades comunitarias en atención primaria en España. Un análisis a partir de la Red del Programa de Actividades Comunitarias (PACAP). Atención Primaria. 2002; 29:26-32.

18.Bortolotti FM. Unraveling primary health care conceptual predicaments through the lenses of complexity and political economy: a position paper for progressive transformation. J Eval Clin Pract. 2009;15(5):861-7.

CAPÍTULO 2

Lilián Rebeca Calderón Layedra
Sistema Nacional de Salud

Sistema Nacional de Salud: Una mirada histórica de la construcción de la red de servicios al Sistema Nacional de Salud

Carissa Etienne el 24 de septiembre del 2019, en la declaración sobre cobertura universal de salud " ratifica que la salud es un derecho humano, donde universal significa universal", y convocan hacer realidad de acceso a los servicios integrales y de calidad y cobertura universal con estrategias para los determinantes de la salud al 2030.(1)

Ecuador que toma su nombre desde 1830. Con extensión de 256.370 km². Régimen presidencialista de 4 años de duración, Estado laico, geográficamente conformado por cuatro regiones: Costa, Sierra, Oriente e Insular: 24 provincias, 224 cantones y más de 1700 parroquias. Población: 17.372.090 h. a diciembre 2019, relación hombre: mujer 1:1,   con crecimiento población total mayor de la tasa de 1.35 esperada para el 2015 y de la tasa esperada para el 2020(2) con predominio en la región costa, Quito es la ciudad más poblada del país, es un país multidiverso en etnia y cultura.

Con una pirámide poblacional en vías de transición, esperanza de vida en promedio 76,5 años, menor proporción de niños menores de cinco años e incremento en el ciclo de vida de adultos sobre los 40 años, incremento del embarazo adolescente, segundo en Latinoamérica, con promedio de hijos por mujer de 2,4. **Fig.**1.

Fig. 1 - *Pirámide poblacional Ecuador 1990 - 2015*

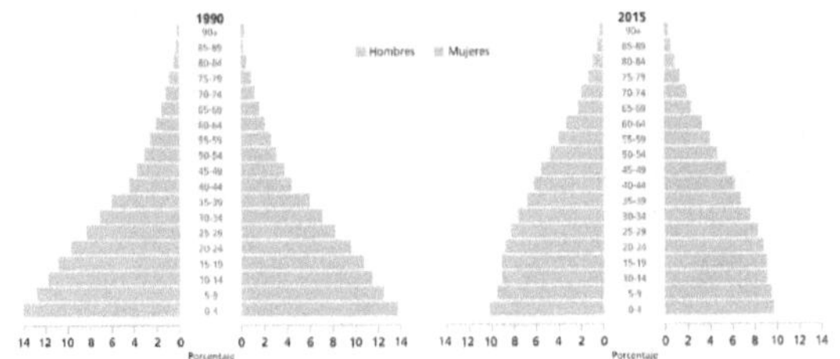

Fuente: La Salud en las Américas: Informe de país Ecuador. En: https://www.paho.org/salud-en-las-americas-2017/wp-content/uploads/2017/02/population-ecuador-es.png(3)

El perfil epidemiológico de país en vías de desarrollo como la desnutrición, parasitosis, caries, enfermedades mentales, procesos respiratorios, que confluyen con enfermedades del desarrollo como la malnutrición por exceso como el síndrome metabólico, la obesidad (reduce la esperanza de vida en 0,7 años), hipertensión (reduce la esperanza de vida en 1,6 años), diabetes (reduce la esperanza de vida en 3,9 años), causada por estilos de vida sedentarios (reduce la esperanza de vida 2,4 años) a los de descontrol y la salud mental como los accidentes automovilísticos o de motor, tabaquismo (reduce la esperanza de vida en 4,8 años, coexisten con la reemergencia de enfermedades como tuberculosis, sífilis y sarampión, con sinergia de las enfermedades crónico degenerativas de tipo catastrófico como el cáncer de mama, gástrico o de testículo, al VIH/sida y a la pobreza que (reduce la esperanza de vida en 2,1 años en adultos entre 40 y 85 años). (4)

En el país coexiste una prolongada transición epidemiológica que a decir de Pérez 2019, podría ser explicada por las desigualdades entre los grupos sociales al interior del país. La tasa de mortalidad puede evaluar la situación de salud e indicadores de desarrollo o bienestar al compararlas, o ser un espejo del contexto social y económico del país,(5) que con una red de servicios insipiente y fragmentada a 1967 que se crea el Ministerio de Salud Pública.(6)

La dinámica social, política y económica que profundizó la fragmentación de los servicios en públicos y privados, con el mayor desarrollo de los privados y disminución efectiva del sector público, la segmentación de cada uno de ellos como respuesta evidente a las estrategias del Consenso de Washington de reducción del Estado aplicada por el no pago del servicio de la deuda externa de los 80 y 90´s. **Fig. 2**

Fig. 2 – *Fragmentación y segmentación de los servicios de salud en el contexto de organizar un sistema de salud. Elaboración: Lilián Rebeca Calderón Layedra.*

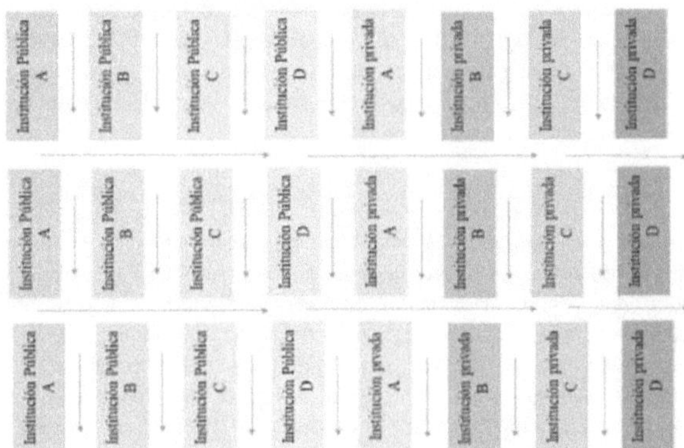

Fuente: Lilián Rebeca Calderón Layedra

La necesidad de coordinar a las instituciones del sector salud, trajo la reacción de los actores locales y en el Plan Quinquenal de Desarrollo 1979-1983 en un modelo de enfermedad-medicación-curación, se concreta la necesidad de crear un espacio de diálogo y concertación entre los actores públicos, privados y comunitarios, de defensa de lo público y la universalidad de la salud, el Consejo Nacional de Salud CONASA[1] organizando la Comisión de Reforma en 1993 con debates para reducir las desigualdades socioeconómicas, mejorar el acceso a la salud y mejorar los indicadores de salud, bajo principios de justicia y equidad social, el elaborar la propuesta que reguló la construcción del sistema de salud, en los articulados de la Constitución 1998, bajo principios y evidencias de la situación de salud.

---

[1] CONASA creado por el Presidente Abg. Jaime Roldós Aguilera, mediante "[...] Decreto Ejecutivo, el 3 de enero de 1980 con N°.56, publicado en el Registro Oficial No. 124 del 8 de febrero del mismo año y vigente hasta la expedición de la Ley Orgánica del Sistema Nacional de Salud el 25 de septiembre del 2002 y su reglamento en el Decreto Ejecutivo No. 3611, publicado en el Registro Oficial No. 9 del 28 de enero del 2003, como organismo asesor del Ministro, sin institucionalidad propia [...]", una idea del Dr. Oswaldo Egas, planificación MSP.(6,56)

Podemos ver en los datos de las dos décadas finales del siglo XX y las dos décadas iniciales del siglo XXI, como en imagen en espejo las transiciones que se han dado en el país, para el análisis del sistema de salud, ligado a todos los sectores en intima interrelación para el logro de la salud y el cumplimiento de la garantía del derecho a la salud. (7).

Nos permitirá discrecionalmente analizar la trayectoria del sector salud a la conformación del sistema de salud en los años de   propuesta de la construcción y en los años de inicio del desarrollo como sistema, con enfoque sistémico y no intersectorial, enfoque de lo público y en defensa de lo público, revirtiendo la orientación de "mercado" que ha tenido la salud, asumiendo la responsabilidad del Estado en salud, con incremento de la inversión como política pública, para garantía del derecho a la salud, expresada en la Constitución 2008 como voluntad de las organizaciones sociales, la participación ciudadana y el tejido social en pleno después de una década de inestabilidad política, económica y social la **Tabla 1.**

Tabla 1

Características socio demográficas y económicas: últimos 20 años del siglo XX (construcción SNS) y primeros 20 años del siglo XXI (desarrollo SNS).

Característica	XX (1980 -2000)	XXI (2001 – 2019)
Población (mill)	7.9 a 12.6	12.6 a 17.3
Poderes del Estado	Tres	Cinco
Servicio Deuda externa (%PGE)		24% - 3,6%
Constitución (salud)	1998 (derecho al a salud)	2008 (derecho a la salud gratuito)
Sistema de Salud	Nacional, con coordinación del MSP (LOSNS y su Reglamento)	AUS, Sistema gratuito, con rectoría del Estado (RPIS y RC)

Rectoría	MSP (Rector y prestador)	MSP (Rector y prestador) Estatuto Orgánico por procesos (2 viceministerios, 9 zonas, 140 distritos, 2 agencias ARCSA y ACESS⁻
PIB[1] (miles)	750.000	3,8% - 6,6%-8,6%
	0,9%	1,4%
MSP presupuesto	151,7 millones	561 – 2,400 millones
PIB[2] Salud	5,2 (63% privado y 37% público)	4,10% -5,9 al 2008(50,4% público y 49,2% privado), 8%
Gasto percápita en salud[3]	202	474 (2008) – 11.190 (2014)
Acceso a salud [4]	78% (afiliación IESS 19% y 3% privados) [a] 20% de la población rural SSC	300% mayor en el primer nivel de atención, PEA 43% afiliada
Gasto percápita en investigación[5]	1,23/persona (Latinoamérica $23,52/persona $\overline{x}$)[β]	
Población urbana	65 %	66 %
Población rural	35 %	33 %
Esperanza al nacer mujer[6]	72,5	79,1
Esperanza al nacer hombre	67,3	73,7
Desnutrición infantil	54%-40,2%	12,8% - 6,4%
Menores de 15 años	36 %	30 %

Tasa global de fecundidad	3,3[5]	2*
Tasa bruta de natalidad[7] Nx1000h.	32.4	11.4
Tasa de Mortalidad Infantil[8] TMI x 1000 NV	54,3 – 30,5-15,5	11,4 (2009) – 8,4(2014)
Tasa de Mortalidad Materna[9] TMM x 100.000 mujeres en edad reproductiva	1,6 – 0,9 (129 x 100.000MER)	(76 – 48 x100.000NV) (44,6 x 100.000MER)
Razón de Mortalidad Materna[10] RMM MM x 100000 NV	117,2	140 – 80 (2008)
Tasa de mortalidad general[11] x 1000Hb	5,6 – 4,4	4,3
Cobertura de agua potable[12]	88% - 48,2%	70,1%; 21,8%, 85,5%**
Cobertura de alcantarillado[13]	71,80% - 51,7%	85,9 %
Pobreza NBI[14]	69-52,00%	35,80 %
Pobreza por Consumo GINI*[15]	0,455	0,408
Pobreza por consumo*[16]	38,60 %	25,80% - 23,2%*
Pobreza por ingreso*[17]	49,8 %	36,7 - 25,50%*
Pobreza extrema*[18]	16,5 %	8,4%*
Empleo[19]		40,6% - 38,80%*
Desempleo	14,2 %	3,80%* 4,5%(5,7% mujeres; 3,6% en hombres)***

Gasto promedio I nivel atención (mill).	MSP 700; IESS 55[£]	
Gasto promedio II nivel atención (mill)	MSP 311; IESS 932[£]	
Gasto promedio III nivel atención (mill)	MSP 440; IESS 536[£]	
Tasa de empleo adecuada por género[20]	Hombres 67,60%; Mujeres 32,40% (2017) ∞	
Tasa de subempleo por género	Hombres 58,20%; Mujeres 41,80% (2017)	
Canasta básica familiar[21] $		718,18
# camas x 1000 h.[22]	1 – 1,6 (público) 0,5 (privado)μ	1 (público) - 1 (privado)μ
# médicos por 10000 h.[23]	13,3	14 – 16,9

Fuentes:

*INEC: Instituto Nacional de Estadísticas y Censos; NBI: Necesidades Básicas Insatisfechas.
**Encuesta de Empleo, Desempleo y Subempleo (ENEMDU), 2016
*** La Salud en las Américas: Informe de país Ecuador(3)
Echeverría, R. El proceso de reforma del sector salud en el Ecuador. Período agosto/97 – agosto/2000, Quito. **CEPAR 2000**.p. 126.
ᵃ Consejo Nacional de Salud Presentación. Guerrero, F. M. **Rev. Ecu. Salud. Comunicar**, n. 2, abril, 2005.
  Consejo Nacional de Salud. Presentación. Albán, J. **Rev. Ecu. Salud. Comunicar**, n. 3, 2006
β ENDEMAIN 2004
∞ Espinoza, E.B.; Villarruel, M.R.; Quintana, S.Y. Discriminación salarial ecuatoriana por razón de género y auto identificación. **Rev. Economía**, vol.71, n.113 (mayo 2019), p. 45-59(8)
μ Hermida C. El escenario de los Servicios de Salud. In: La formación de los médicos en Ecuador en los últimos 50 años 1960 – 2010. Quito 2013.(9)
¨Chang Campos, C.J. Evolución del sistema de salud del Ecuador. Buenas prácticas y desafíos en su construcción en la última década 2005-2014. **An Fac med**, 2017; 78(4): 452-60. DOI: http://dx.doi.org/10.15381/ anales. v. 78i4.14270
£ IESS Estrategia Pro Salud de fortalecimiento del primer nivel de atención en APS-R. Septiembre 2019.

[1] Producto Interno Bruto (PIB) valor total de bienes y servicios en valor monetario, que produce un país en un año.

[2] PIB salud: el Producto Interno Bruto asignado a salud

[3] PIB per cápita en salud: el Producto Interno Bruto asignado a salud dividido por el número de habitantes.

[4] Acceso a salud: acceso a servicios integrales de salud, adecuados, oportunos y de calidad de acuerdo a su necesidad

[5] Acceso percápita en investigación: el Producto Interno Bruto asignado a investigación dividido por el número de habitantes.

[6] Esperanza de vida al nacer: índice para determinar cuánto se espera que viva una persona en un contexto social determinado.

[7] Tasa Bruta de Natalidad: frecuencia con que ocurren los nacimientos en una población determinada (#de nacimientos/período dado x población media de ese período por mil)

[8] Tasa de Mortalidad Infantil: ligado al desarrollo económico y social del país, es un indicador del estado de salud poblacional, variable proxy de las condiciones de vida, acceso, calidad y funcionamiento de los servicios de salud, evidencia desigualdades e inequidades, permite formular y planificar políticas públicas.(5). # de defunciones de niños menores de un año por cada 1000 Nacidos Vivos en un determinado año

[9] Tasa de Mortalidad Materna: # de muertes de mujeres por 100.000 mujeres en edad de 15 a 49 años

[10] Razón de Mortalidad Materna: # de muertes maternas por 100000NV.

[11]Tasa de Mortalidad General: Promedio anual de muertes durante un año por cada 1000 habitantes a mediados de año.

[12] Cobertura de agua potable: agua libre de echericha coli; acceso básico de agua; acceso a lavarse las manos

[13] Cobertura de alcantarillado: saneamiento básico

[14] Índice de NBI corresponde al porcentaje de hogares que presentan al menos una de las necesidades básicas insatisfechas: viviendas con materiales inadecuados, con servicios públicos de acueductos y alcantarillado inadecuados, hacinamiento crítico, alta dependencia económica, o cuando uno de los niños entre 7 y 11 años presenta inasistencia escolar.

[15] Pobreza por consumo GINI: desigualdad de los ingresos entre la población, en un intervalo de 0 a 1 (0 perfecta igualdad)*

[16] Pobreza por consumo: función dela falta de capacidades individuales como la educación o la salud para alcanzar un nivel básico de consumo o de bienestar humano

[17] Pobreza por ingreso: (hasta $84,79 al mes))monto de los ingresos necesarios para adquirir un mínimo de ingesta calórica de alimentos, una cesta mínima de bienes de consumo o un nivel de bienestar individual o de cobertura necesarios para vivir una existencia básica (Hagenaars 1991)

[18] Pobreza extrema: (hasta $47,78 al mes)

[19] Empleo: ocupación u oficio, sinónimo de trabajo asalariado, cuenta propia y el trabajo informal en relación de dependencia. Razón entre la población ocupada y la población económicamente activa PEA

[20] Desempleo: cantidad de desempleados sobre la población económicamente activa

[21] Canasta familiar básica: conjunto de bienes imprescindibles para satisfacer las necesidades básicas del hogar para 4 miembros. Con remuneración básica unificada correspondiente a 1,6 perceptores de ingresos*

[22] # de camas por 1000 h.: número de camas hospitalarias por cada 1000 h. (1 por cada 1000h)
[23] # de médicos por 10.000 h.: Número de médicos (generales y especialistas) por 100.000h. (23 médicos por 100.000h)

Las fases que se propone para el análisis del Sistema de Salud en Ecuador son:

FASE 1 (anterior a 1980)

Anterior al Consejo Nacional de Salud CONASA

FASE 2 (1980 a 2000)

Del CONASA hasta la conformación del Sistema de Salud.

FASE 3 (2000 a 2008)

Conformación del Sistema de Salud hasta la Red Pública Integral de Salud y la Red Complementaria para la garantía del derecho a la salud.

FASE 4 (2008 a 2019)

Desarrollo de la Red Pública Integral de Salud y la Red Complementaria hasta nuestros días, acoplada a la Reforma Democrática del Estado y a la planificación en salud y educación de alta desconcentración y baja descentralización.

FASE 1 (anterior a 1980)

En acercamiento a la historia de la atención en salud, el desarrollo del arte médico en América y específico en el país, ligado a los procesos de España, Francia, Inglaterra y Estados Unidos, luego a la evolución Latinoamericanos de integración de Bolívar, e influencia de los procesos de países más desarrollados de la región que atravesaron momentos de dictadura militar : Brasil, Chile y Argentina, países que iniciaron en la construcción de sus sistemas de salud, se invitó al servicio de salud y a la formación médica a participar de la comunidad, que podría ubicarse hasta las décadas de los 60 a 80´s del siglo XX. Así como el desarrollo de los servicios ligados a la caridad, la beneficencia, a cuidar la salud de los trabajadores de la agricultura en el cacao, café y banano, la pesca y luego en la extracción del petróleo.

En el devenir histórico del país encontramos hitos narrados por los historiadores de la medicina que engranan los pasos de acercamiento a la salud comunitaria, a la salud pública que serán los componentes precursores de la Atención Primaria de Salud (APS) base del Sistema Nacional de Salud (SNS)[2].

Se describieron "enfermedades autóctonas entre los aborígenes (leishmania americana, tripanosomiasis americana, mal de Pinto, parasitosis intestinal, neumonías, disenterías, parotiditis, soroche [...] importadas de los invasores distantes de las patologías de los indios: enfermedades infecciosas, parasitarias, picaduras de insectos, envenenamientos, tétanos neonatal, intoxicaciones [...]" que diezmaban la población).(10–12)

La relación indirecta del medio en el tratamiento de la enfermedad se podría identificar en "[...] la sangría y purgas a las personas que se sentían apestados y cargadas [...]".(10–13)

El cambio del perfil epidemiológico a enfermedades infecciosas como la viruela, el sarampión, la parotiditis, la peste neumónica, la sífilis, lepra, tifus exantemático, tétanos, huicho, paludismo, expresado en epidemias referidas y documentadas subsecuentemente.

El nivel de vida de la población tiene estrecha relación con la salud colectiva, (14) se consideran estas condiciones desde Hipócrates que remarcó la relación entre las condiciones higiénicas (vivienda, alimentación, vestido) y la aparición de la enfermedad, con Galeno, siglo II que reconoció la influencia del ambiente físico, social sobre la salud de los pacientes. Ramazzini, Siglo XV, evidenció las estrechas condiciones de pobreza de la población trabajadora y la relación con los niveles de salud.(14)

---

[2] Entendemos por sistema: "un conjunto de elementos que se encuentran articulados en pro de la consecución de un fin de manera sinérgica. Posee la suficiente capacidad de respuesta para lo que el entorno le demanda, y tiene un ritmo determinado" (48)
LOSNS: En el capítulo I que trata de la definición, ámbito de aplicación, finalidad, principios y objetivos, en su art. 2 expresa: "Finalidad y Constitución del Sistema Nacional de Salud. Tiene por finalidad mejorar el nivel de salud y vida de la población ecuatoriana y hacer efectivo el ejercicio del derecho a la salud. Estará constituido por las entidades públicas, privadas, autónomas y comunitarias del sector salud, que se articulan funcionalmente sobre la base de principios, políticas, objetivos y normas comunes".- En el objetivo No.3 señala "Generar entornos, estilos y condiciones de vida saludables". (48)

En el Ecuador Eugenio Espejo, siglo XVII, "[…] describió la epidemia de sarampión en el Quito de 20.000 habitantes que dejo 3000 víctimas mortales […]" a decir de Paredes Borja, "Espejo relata: se dividió en sectores la ciudad, […] cada sector liderado por un médico titulado, con boticas de despacho gratuito de medicamentos […], dotado de alimentos y ropa, con buenas condiciones de alojamiento".(15)

Al analizar, describió las condiciones de pobreza, higiene, alimentación como influencia en la mortalidad de los indígenas para el siglo XVII, Espejo daba lineamientos de espacios saludables, aptitudes y actitudes saludables para el pueblo de Quito, como se lee en la obra "Reflexiones"(13) en el Informe crítico del libro (Reflexiones sobre la viruela, importancia y conveniencia que propone Don Francisco Gil, Cirujano del Real Monasterio de San Lorenzo e individuo de la Real Academia Médica de Madrid, acerca de un método seguro para preservar a los pueblos de las viruelas- Quito 1785) Espejo el primer higienista de Ecuador, pionero en el aislamiento de los enfermos, datos históricos de viruela, peste, lepra, lues y cuestionó los defectos de la higiene pública y privada por ende daba inicios a los pasos en los determinantes de la situación de salud – enfermedad de la población ecuatoriana, Paredes V. (p 70).(15)

> Espejo entre sus múltiples afirmaciones tiene: "[…] al hablar de la viruela como enfermedad contagiosa, el aire con sus propiedades físicas, atrae hacia sí los efluvios variolosos, que los dispara a todos los cuerpos humanos" […] "hay que preferir el bien general al particular…convencimiento a las autoridades primer paso en una pandemia…el calor y la humedad favorecen la propagación de las enfermedades, … hablo 100 años antes de Bruce y Manson de los insectos como agentes transmisores de la viruela, […] La inoculación como método de prevención […], hablo de los malos médicos (los médicos deben ser prácticos, ilustrado) recomienda el conocimiento de los idiomas […] critica el método de enseñanza sin práctica hospitalaria y la poca preparación […] entre otras vigentes hasta hoy Paredes V. (1945, p. 70)(15)

Según los relatos de Beltrán L. (2001, p. 142)(16) la Promoción de la Salud que fuera ideada ya en los años 1820 a 1840 en Europa cuando se estudiaba a la pobreza como causa de enfermedad, entonces Virchow en 1847 afirmaba que en democracia todos tienen igual derecho al bienestar, planteando tres premisas, en Beltrán L. (2001, p. 142):

> "[…] 1).   […] la salud pública concierne a toda la sociedad y el Estado está obligado a velar por ella; 2). Las condiciones sociales y económicas tienen un efecto importante en la salud y en la enfermedad; y, 3) en consecuencia, deben adoptarse medidas tanto sociales como médicas para promover la salud y combatir la enfermedad" (1)

Ya en 1786 según recogen los historiadores se reclama a las Escuelas de Medicina el estudio de la influencia del clima, los aires, las hierbas y los alimentos del país.(6,10,12,17)

Se podría decir que "[…] a finales del siglo XIX se trata de construir un frente unido contra la propagación de las epidemias y enfermedades contagiosas que asolaban la región […]"(18) con la protección al trabajador asalariado   según el modelo (Bismarck 1880)[3] ,las primeras cifras de mortalidad se tienen a 1932 mediante la Nomenclatura Internacional.(12)

En Quito y Guayaquil se evidencia la necesidad de ocuparse de la salubridad de la comunidad, del hombre ecuatoriano, para 1908 se creó la Dirección de Sanidad en Guayaquil (ante la amenaza de la fiebre amarilla y la peste bubónica), la normativa de "Reglamento de Sanidad Marítima", "Reglamento para combatir la Fiebre Amarilla" y el "Reglamento de boticas y droguerías", la peste en Guayaquil que originó el cierre del puerto y la conformación de "cordones sanitarios" en 1913, en Cuenca se dicta la Ordenanza Municipal "El Reglamento de Sanidad" de la llegada a los cinco años de los niños, de la muerte de la madre en el parto, la necesidad del agua potable, se establecen acuerdos interpresidenciales en las Américas   en atención primaria y participación de la comunidad.(10–12,17,19)

Para 1925 se organiza el Servicio Sanitario Nacional con función de prevención y control de las enfermedades (campañas de vacunación e higiene escolar) con la protección sanitaria de la maternidad y la infancia, se dice que el Estado debería promover y mantener la salud y la educación.(6)

En 1936 el Ministerio de la Provisión Social con Asistencia Social, Sanidad e Higiene con completa autonomía entre sí. La Asistencia Social se encarga de la atención médica en la red de hospitales de las principales ciudades, casas cunas, hogares de expósitos y maternidades, dando atención de caridad y gratuita. Para la población obrera, se funda el Instituto Nacional de Previsión, que crea la Caja del Seguro en 1937.(6,12)

Concomitantemente se funda el Instituto Nacional de Higiene INH (1937), La Liga Ecuatoriana Antituberculosa LEA (1940), que se suma a la existente Junta de Beneficencia de Guayaquil, la Sociedad de Lucha Contra el Cáncer SOLCA (1951) y el Hospital Voz Andes Quito entidades privadas sin fines de lucro. (6,12)

En el mundo Henry Sigerist en 1945 en:

> Beltrán l. 2001 p. 142, da la noción de Promoción de la Salud
> "la salud se promueve proporcionando condiciones de vida
> decentes, buenas condiciones de trabajo, educación, cultura
> física y buenas condiciones de esparcimiento y descanso [...]
> la salud está cifrada en el disfrute de esas condiciones [...] la
> llamo promoción de la salud [...]"(16)

La promoción de la salud debería ser la misión primordial de la medicina seguidas de la prevención, curación y rehabilitación.(16)

En 1944 se aprueba el Código Sanitario, con la creación del Consejo Consultivo de Salud Pública, para enero de 1958 se inicia el primer curso de básico para la formación de Educadores para la Salud en los servicios de salud pública del entonces Ministerio de Previsión Social y Sanitaria y en los servicios del Instituto Ecuatoriano de Seguridad Social IESS. (20)

---

[3] Modelos de Sistemas de Salud: competencia, mercado y pluralismo un modelo de seguros de salud Modelo Liberal o de libre mercado como la variante de Bismarck y sistema único y público de salud desmercantilizado Modelo Socialista o estatalista y el Modelo Mixto que participan el público y privado, separa la provisión del financiamiento. De acuerdo al financiamiento modelo: Bismarck cotizaciones de los trabajadores y empresarios, cubre a los mutualistas y sus familias; y, Modelo Beveridge: financiamiento del presupuesto general del estado para la salud asumida por el Estado.(9)

En 1963 se crea la necesidad del Servicio Nacional de Medicatura Rural, responsables de las Zonas Sanitarias por Facultad de Medicina en el marco del II Congreso Nacional de Estudiantes de Medicina. El funcionamiento del Internado Rotativo se define en el Plan de Estudios de 1964, en el III Congreso Nacional de Estudiantes de Medicina se dan los postulados básicos de salud rural, se crea el Plan Rural de Medicina, Obstetricia, Odontología, Enfermería y Servicio Social 1968.(6,12,21–24).

Para 1964 se crea la Subsecretaría de Salud Pública en el Ministerio de Previsión Social, que en 1967 se funda el Ministerio de Salud con funciones de sanidad, asistencia social, nutrición y vivienda en pro de la salud del hombre ecuatoriano y la salubridad como función del Estado, coincidiendo con una época de bonanza económica producto del petróleo (explotación del primer pozo petrolero) y el cambio de país productor de cacao, café y banano a exportador de petróleo, se da la reforma agraria, la eliminación de los Huasipungos en 1970 y se instaura la Cédula Única de ciudadanía, Krochin I. 2013 p.35(25) con procesos de modernización, profundos cambios económicos internos, incremento de brechas sociales, migración interna, abandono del agro, en una década caracterizada por la construcción de grandes hospitales y unidades de primer nivel, red inicial que luego se denominará Dirección de Fomento y Protección de la Salud en 1970, concomitantemente en el Ministerio de Provisión Social y Trabajo se crea un departamento de la mujer encargada de problemas de trabajo de la mujer antecesor del Consejo Nacional de las Mujeres CONAMU[4].(26)

La construcción del Hospital Carlos Andrade Marín IESS Quito, Teodoro Maldonado Carbo IESS Guayaquil, hospitales en las principales ciudades. El MSP se encargaría de la asistencia social con una red de 11 hospitales generales y especializados, 6 dispensarios médicos, 1 orfanatorio, 6 escuelas prediales y una casa cuna. (6,10,12,17,19,20,23,27)

---

[4] Consejo Nacional de las Mujeres CONAMU: para 1970 en el Ministerio de Previsión Social y Trabajo, se creó un Departamento de la Mujer, mejora la situación de las mujeres trabajadoras; en 1984 se transforma en la Oficina Nacional de la Mujer, asesor encargado de impulsar a las mujeres, a la población indígena y las minorías étnicas. En 1986 toma la categoría de Dirección Nacional de la Mujer, debe promover la plena igualdad de la mujer en la vida política, jurídica, psicológica, económica, educativa, ética, cultural y mejorar sus condiciones de vida y participación. En 1997 mediante Decreto Presidencial se transforma en el Consejo Nacional de las Mujeres CONAMU, con autonomía administrativa, financiera y técnica, rector de las políticas públicas de Género, adscrito a la Presidencia de la República, incluir el enfoque de género en planes, programas y proyectos, para su obligatoria aplicación en todos los organismos del sector público, mediante la formulación e implementación de Planes de Igualdad de Oportunidades.(26), con la reforma Democrática del Estado se transforma en el Consejo Nacional para la Igualdad de Género.

"[…] en Ecuador a 1968, se incluye el plan piloto del Seguro Social Campesino SSC, que incorpora los beneficios de la seguridad social a 611 familias rurales […]".(18) En 4 comunidades en unidades creadas en Guabug, Yanayacu, el Palmar y la Pila, con "médicos que abandonen la idea que es igual a atención médica y a hospital, es integrar a las personas como individuos y miembros de la comunidad […] respondan a la realidad epistemológica, cosmovisión y contexto histórico […]".(18), se podrá decir que fue la primera experiencia organizada de Atención Primaria de Salud APS, en el país.

Con atención a la salud rural, en 1970 se implementa el trabajo del Plan de Medicatura Rural, en subcentros de salud rurales con trabajo comunitario participativo con la medicina tradicional, líderes campesinos y promotores de salud, se amplía la formación de recursos humanos en salud con el libre ingreso a la universidad. (6,12,19,24) Para 1972 el MSP se estructura en servicios de diferente complejidad: Centros de Salud Urbanos, Subcentros de Salud y Puestos de Salud, que darían pasos iniciales a estructuración en niveles de atención y posteriormente a la red se servicios, que Dawson (1920),(28) ya describiera en su Informe de organización de los servicios en Inglaterra, los niveles de complejidad, la dotación de recursos humanos con sus funciones y los procesos de referencia, considerando el nivel de máxima complejidad ligado a la academia, todo ligado a la gestión de los servicios y máxima cobertura de calidad y oportuna de los usuarios.(28)

Los servicios estaban dedicados a erradicación del bocio endémico, al Programa Ampliado de Inmunizaciones (PAI), en estas unidades se incluyen en los equipos de trabajo los Internos Rotativos de las 4 universidades públicas en Quito, Guayaquil Cuenca y Loja, con rotaciones o ciclos de 11 semanas de Pediatría, Medicina Interna, Cirugía General, Gíneco Obstetricia desarrolladas en los principales hospitales.(6,12,19,20)

En 1972 se estudian los objetivos nacionales para la formación del médico: debe estar capacitado para resolver o contribuir a resolver, formando parte de un equipo multiprofesional, de los problemas de salud individual de la familia y de la colectividad prevalentes en el Ecuador, con actividades extramurales. en un plan de extensión universitaria "[…] la universidad junto al pueblo [...]"tanto a nivel de subcentros de salud (área rural), Centro Hospital Cantonal y Hospital Provincial (de nivel no universitario), para construirse en multiplicador de cultura y ser factor coadyuvante en la transformación de la realidad y de la formación, intento que claudica ante la hegemonía hospitalaria, evidenciado por el fortalecimiento del internado rotativo en el hospital y el internado prerural en 1976, en hospitales cantonales adscritos al hospital base, enseñanza flexneriana que data de 1910(29) fortalecida en el ámbito hospitalario, dada por una medicina formada y orientada en el gran hospital, departamentalizada, enfocada al individuo y favorecida por el advenimiento de las especialidades.

La masificación del ingreso en la aplicación del libre ingreso lograda en Córdova en e implementada en el Ecuador en 1973, obligaría a las universidades y al Estado a expandir los espacios de internado rotativo a todo el país y luego la apertura de las unidades de primer nivel en la Medicatura Rural, ampliando la enfermología a todo el país, ya que no desarrollarían el plan previsto de inclusión en la comunidad, son reproductores de la atención intramural, preservando la fuerza del trabajo al atender a los trabajadores enfermos. (19)

Para 1974 en Cuenca I, y en 1984 en Cuenca II irrumpe la Medicina Social con la determinación social de la salud en el marco de las realidades socioeconómicas del pueblo, debate que no fructifica en cambios curriculares consistentes, persistiendo el desarrollo de las especialidades· (12,19,24,30)

Los aportes de Sigerist fueron incluidos en el pronunciamiento de la Organización Mundial de la Salud (OMS) del enunciado;

> "La salud es un bienestar, físico, mental y social y no
> simplemente la ausencia de dolencias o enfermedades".
> (20)

En 1974 el "Informe de Lalonde" planteado por el Gobierno de Canadá enfocó en el campo de la salud, el estilo de vida y la característica del medio ambiente, se planteó el cumplimiento a través de la promoción de la salud por medio de la educación y la recreación.

El MSP se re-estructuró en procesos y los educadores para la Salud son parte del Subproceso de Promoción de la Salud, durante el período 1976 – 1980. (20)

La III asamblea de la Facultades de Medicina en su diálogo de la salud Comunitaria incrementó la Pre rural luego conocida como Salud Comunitaria, quinto ciclo en el año del Internado Rotativo, que evolucionaría a ciclo de Salud Comunitaria.

En 1978 la "Declaración de Alma- Ata" pronunciamiento de 134 países afirmaron "El pueblo tiene el derecho y el deber de participar individual y colectivamente en la planificación y aplicación de su atención en salud [...], se implementa la política [...] Salud para todos en el año 2000 a través de la estrategia de Atención Primaria de Salud, APS":(31)

> "la asistencia esencial, basada en métodos y tecnologías prácticos, científicamente fundados y socialmente aceptables, puesta al alcance de todos los individuos y familias de la comunidad mediante su plena participación, y a un costo que la comunidad y el país puedan soportar, en todas y cada una de las etapas de su desarrollo, con espíritu de auto responsabilidad y autodeterminación"(14,30–32)

La fase 1 de análisis concluiría con un gran endeudamiento de 500 millones en 1972 a 4.400 millones en 1978 y una nueva Constitución, hasta entonces no existía en el Ecuador el debate de conformación del sistema de salud, más existía un ferviente debate creativo de Medicina Social en Salud Comunitaria, Determinantes de la Salud y Determinación Social.(25)

FASE 2 (1980 – 2000):

Fase de movilización social sanitarista para la conformación de un servicio de salud para los ecuatorianos con la provisión del MSP y la red de servicios, la conformación del CONASA, la participación social de las mujeres en lucha por el acceso a la educación, al empleo a la igualdad de oportunidades con asesoría del CONAMU, los grupos sociales del campesinado, indígenas y ecologistas en respuesta a la política de libre mercado, desvalorización de lo público y disminucióndel rol del Estado en el desarrollo social especialmente en salud y educación, tendencia a la privatización con transferencia de las responsabilidades al sector privado, con deterioro de las condiciones de salud como se observa en la emergencia del cólera, la tuberculosis, lepra, el hambre, así como el estrés laboral y los desequilibrios del ambiente.

En 1981, con la Ley de Extensión del Seguro Social Campesino SSC (LESS Art 130) con ampliación de las prestaciones de enfermedad a acciones de promoción de la salud y prevención de la enfermedad, se pone énfasis en programas de saneamiento ambiental y desarrollo comunitario [...]". El derecho del beneficiario a la obligatoriedad de la atención de primer nivel en el dispensario rural del SSC. (Art. 130 y 140) con una cobertura inicial del 7% e incremento a 1980 de 20.870 familias incorporadas, 108.000 personas protegidas a 550.000, con dispensarios comunitarios en expansión de 100 a 464 con necesidad incrementada de personal como las auxiliares de enfermería rurales.(18)

La experiencia de SSC trajo fortalecimiento de las organizaciones campesinas y crecimiento de la participación pública en la construcción, conducción política y consolidación de su conciencia de derecho, de participación en defensa del derecho, defensa del IESS como público, del derecho a la salud y el desarrollo de la contraloría social ante la crisis económica, cobertura médica, calidad de la atención, validez de la formación frente a las exigencias sociales, descontento del trato del médico a los individuos como objetos, con evidente incremento de los costos de atención, insostenible e inaceptable, así como al uso de las nuevas tecnologías. (18,33)

En el país se desarrollaron en 1980 con créditos externos los Sistemas Locales de Salud SILOS, en el 1993 el Fortalecimiento y Ampliación de los Servicios Básicos de Salud en el Ecuador (FASBASE) y en 1997 el proyecto de Modernización y Desarrollo de Redes Integrales de Servicios de Salud (MODERSA).(6,19,34) En tanto en Medicina se desarrolló el proyecto de Alimentación, Nutrición y Desarrollo ANDES con el Centro Internacional de la Infancia, en 1985.(19), el Acuerdo Ministerial de septiembre de 1986 se crea la Comisión Técnica de Residencias Médicas, en noviembre 1987 la Comisión Asesora de Salud Materno Infantil, en octubre, 1 de 1994 –

septiembre 31 de 1997, la Fundación W. K. Kellogg patrocinó el proyecto UNI, (Marcio Almeida & LLanos, 1999)(35) y la OPS con la estrategia de APS. (19,30,35,36).

En las universidades la reforma curricular de 1999 de la Carrera de Medicina de la UCE en la cual la Promoción de la Salud y la Prevención de la enfermedad de la APS es uno de los ejes vertical y transversal del currículo, que en el pregrado culmina con un ciclo de 11 semanas en las unidades de primer nivel del sistema de salud, en el post grado de Medicina Familiar y de Atención Primaria de Salud, experiencias que no necesariamente fueron incluidas en el perfil de formación de post grado de forma sistemática.(37)

En Quito, las propuestas privadas como la Pontificia Universidad Católica de Quito, desde su creación en 1994, [...]"*Está destinado a la formación de un* **Médico General** *tiene como eje integrador la Atención Primaria de Salud, tanto a nivel ambulatorio como hospitalario [...]" dispone de pos grado de Medicina Familiar.*(19) y la Universidad San Francisco de Quito, "[...] fundamentada en Artes Liberales, creada en 1988, enfoque holístico, basada en artes liberales y humanistas[...]", y oferta el Programa de Pos grado de Salud Pública, Especialidad en APS.(38).

Entonces los problemas prioritarios son los que se caracterizan en las dos décadas finales del siglo XX (**tabla** 1), con aumento de riesgos biológicos, poca formación sanitaria, no hay empoderamiento del ciudadano en la salud, los determinantes de la salud: el agua, saneamiento, alcantarillado son deficitarios, el ingreso es bajo no cubre la canasta básica, hay pobreza adquisitiva y de ingreso, duplicación de servicio, insuficiente asignación de recursos, desorganización y segmentación de los sectores, violencia contra la mujer e inequidad de género, son las características del sector salud.

La participación social de las mujeres [5]logra la cobertura de las mujeres en embarazo, parto y post parto y acceso a programas de salud sexual y reproductiva, recién nacidos y niños menores de cinco años, prestaciones con gratuidad garantizada en la Ley de Maternidad Gratuita y Atención a la Infancia LMGYAI 1994 y su reforma en 1998[6], sin embargo, en general el gasto de bolsillo del usuario se incrementa.(39)

Hay un esfuerzo por comprender y mejorar los servicios de salud, educación del personal y en específico de los médicos, se incrementa el papel de la ciudadanía en la construcción de una ciudadanía autosustentable, se potencia la integración docente asistencial, la APS y la comunidad, el desarrollo comunitario en las universidades y en los servicios.(30,36) La Atención Integral a las Enfermedades Prevalentes de la Infancia AIEPI, fue adaptada por el país en 1996 se implementa parcialmente en la curricular universitaria en el campo de la pediatría, con bajo nivel de aplicación en el país.

Vendrían experiencias posteriores con la estrategia de APS de carácter nacional y local que han fortalecido la APS en el SNS como: El Plan Nacional de Salud Familiar Integral y Comunitario (áreas de Salud) SAFIC dándole responsabilidad al profesional de un determinado número de familias, y el Fortalecimiento y Ampliación de los Servicios Básicos de Salud en el Ecuador FASBASE, en el 1997. Sin embargo el contexto económico y político es adverso, la moneda nacional "Sucre" con cambio de 4.500 sucre por dólar es devaluado a 25.000 sucres por dólar, ocasionando la perdida de los ahorros de la población ecuatoriana con un déficit de 6.000 millones de dólares, baja de la tasa de empleo y disminución del ingreso en cinco veces, por lo cual se da la migración de más de dos millones de ecuatorianos a Europa y América del Norte, las condiciones sociales y de salud de la población desmejoran radicalmente.(25)

---

[5]Las mujeres estuvieron organizadas en todo el país en Comités de Usuarios y Usuarias de la Ley de Maternidad Gratuita y Atención a la Infancia, asesoradas por el Consejo Nacional de las Mujeres CONAMU, con liderezas en todo el país por ejemplo en Guayas la Abogada Rosa Vera que con Agenda propia por la defensa y abogacía de los derechos sexuales y derechos reproductivos, la participación social, el modelo de atención, la rectoría y el financiamiento de la salud, persistieron sin ser coaptadas por el poder de turno. (26)

[6]Ley de Maternidad Gratuita y Atención a la Infancia LMGYAI , el mayor logro en derechos garantizados de la salud del niño menor de cinco años y de la mujer en edad fértil(39), precursor del derecho garantizado de salud en la Constitución 2008.

En el mundo la Primera Conferencia Internacional sobre Promoción de la Salud, realizada del 17 al 21 de noviembre de 1986 en la ciudad de Ottawa, Canadá, definió a la Promoción de la Salud:

> [...] consiste en proporcionar a los pueblos los medios necesarios para mejorar su salud y ejercer un mayor control sobre la misma. Para alcanzar un estado adecuado de bienestar físico, mental y social un individuo o grupo debe ser capaz de identificar y realizar sus aspiraciones, de satisfacer sus necesidades y de cambiar o adaptarse al medio ambiente. La salud se percibe pues, no como objetivo, sino como la fuente de riqueza de la vida cotidiana", Carta de Ottawa.(40)

Establecieron que "Las condiciones y requisitos para la salud son: la paz, la educación, la vivienda, la alimentación, la renta, un ecosistema estable, la justicia social y la equidad. Cualquier mejora de la salud debía basarse necesariamente en estos pre-requisitos" que se los conoce como los *determinantes de la salud,* se plantearon las 5 estrategias para desarrollar la Promoción de la Salud que son:

a.La elaboración de políticas públicas saludables,
b.La creación de ambientes favorables,
c.El reforzamiento de la acción comunitaria
d.El desarrollo de las aptitudes personales y estilos de vida, y
e.La reorientación de los servicios de salud.(40)

En Santa Fe de Bogotá, en 1992, la Conferencia Internacional de Promoción de la Salud, analizó la satisfacción de necesidades básicas y la resolución de todas las formas de desigualdad; la búsqueda de estrategias para combatir enfermedades resultado de estas desigualdades; el reconocimiento de las barreras políticas que impiden los procesos de democratización y participación ciudadana.(20)

A la vez el proceso de reforma del sector salud abre el dialogo del SNS en 1992, se genera la propuesta en 1994, en respuesta a la propuesta de privatización de la seguridad social dada por el Consejo Nacional de Modernización del Estado CONAM, la comisión de reforma elabora una propuesta de reforma que prioriza el sistema de salud para la gestión y el financiamiento de la salud pública, se discute en las principales ciudades y en segunda etapa en cantones y parroquias, incluyendo en la propuesta los Consejos Provinciales y Consejos Cantonales, organización desde lo local, el proceso se detiene en 1996 hasta 1997 y se reorganiza a 1998.(2) El Consejo Nacional de Salud CONASA el 15 de enero de 1998 respaldó la propuesta denominada **"Rol del Estado y políticas nacionales de salud"** debatido en la Primera Conferencia Nacional de Salud "Salud base del desarrollo nacional" el 23 de enero 1998 y presentada a la Asamblea Constituyente con la conducción del MSP, responsable de las políticas nacionales de salud, sustentadas en equidad, universalidad, integridad y solidaridad, con resolución de problemas en zonas de mayor pobreza rural y urbana, manteniendo al Estado como garante del derecho a la salud, responsable del financiamiento y ejecutor de acciones de salud pública y de la política de salud como política de Estado.(6,41–43)

Concomitantemente la privatización de la atención en salud fue rechazada, igual que aseguradores privados paralelos al IESS, atenciones diferenciadas, interferencia con la autonomía institucional y reformas sin consultas.(2,20) Se trata de organizar el sector en el marco de la modernización, actividades de salud pública con participación de la comunidad y aseguramiento universal curativo y preventivo. (2,20)

En julio de 1998, el Dr. Asdrúbal de la Torre, Ministro de Salud Pública en la *"Propuesta: Rol del Estado y Políticas Nacionales de Salud"* posicionó los roles del Estado: la promoción de la salud, la Rectoría en salud, garantía del acceso equitativo a la atención de salud y provisión descentralizada de servicios de salud.

> "El Estado debe impulsar y privilegiar la promoción de la salud
> a fin de generar condiciones favorables de vida, trabajo y salud
> en conjunto con otros actores de la sociedad civil, destacando
> la más alta participación y corresponsabilidad de las personas,
> familias y comunidades, respetando los valores éticos-
> culturales, de género y los derechos humanos [...]" (44)

Reconoce tres niveles de acción en la formulación de las políticas de salud: norman las acciones de salud en la sociedad, los derechos y deberes ciudadanos en la promoción de la salud y prevención de enfermedades, y las diferentes regulaciones sanitarias que se refiere a la promoción de la salud con lo expresado en la Carta de Ottawa en 1986 y tres componentes entrelazados de esta estrategia:

A) Acción Intersectorial para lograr políticas públicas saludables, además de políticas de salud pública,
B) Función activa de la población en el uso de conocimientos sobre salud para hacer elecciones saludables y para obtener mayor control de su propia salud y sobre el ambiente, y
C) Acción comunitaria por los ciudadanos a nivel local, afirmando que la participación de la comunidad, es el meollo de la estrategia de promoción de la salud".(20)

Afirmó, además "[...] la organización del Sistema de Salud en su conjunto deberá ser rediseñada en torno a un eje que no será la curación, sino la promoción de la salud. Enmarcado en la salud pública y de la política social en su sentido más amplio, la salud no es una tarea médica, sino un proyecto social, ligado a las responsabilidades de todas las políticas". (20,44)
La Asamblea Nacional Constituyente, aprobó la Constitución 1998 sin la propuesta del 6% del PIB de financiamiento del presupuesto general del Estado. Se aprobó la **Sección Cuarta de la Salud :Art. 45**: "[...] el Estado organizará un Sistema Nacional de Salud, que se integrará con las entidades públicas, autónomas, privadas y comunitarias del sector, el mismo que funcionará de manera descentralizada, desconcentrada y participativa [...]".
(41,42,45,46)

En agosto de 1998 se da a conocer el Plan de Gobierno en Salud para el período 1998-2002[8].(20) Fase marcada por el libre mercado, el crecimiento de las instituciones privadas con atenciones segmentadas a diferentes estratos y capacidades de pago, con diversificación de productos especializados y subespecializados, servicios de alta rentabilidad insensibles al precio (demanda inelástica) incorporando mayor valor agregado a la prestación sub especializada, organizando las prestaciones en empresas privadas con fines de lucro con incremento de la complejidad, todo esto en el marco de una nueva moneda el dólar americano.(25)

---

[7]**Constitución 1998: Art. 42** dice: "El estado garantizará el derecho a la salud, [...] acceso permanente e ininterrumpido a los servicios de salud [...]; y en el **Art. 46**: "[...] prevé que el financiamiento de las entidades públicas del Sistema Nacional de Salud, provendrá de aportes obligatorios, suficientes y oportunos del Presupuesto General del Estado, de personas que ocupen sus servicios [...]"(45)

8 Plan de Gobierno en Salud para el período 1998-2002 con Acuerdo Ministerial No. 1014 del 24 de noviembre(20)

En esta fase el sistema se enfrenta a un "[...] tercer actor una estructura de intermediación institucional entre prestadores y consumidores, este tercer actor los servicios públicos, privados, de una empresa médica con o sin fines de lucro o puede ser de un seguro de salud" con una práctica liberal,(33) el70% no tiene acceso a seguro de salud y el 60% tiene gasto directo en salud. (47)

FASE 3 (2000 a 2008):
Desarrollo inicial del SNS amparado en la Ley Orgánica del Sistema Nacional de Salud (LOSNS) agosto 2002(48)[9] que dicta en el Art. 1.- Objeto y Ámbito de la Ley.- "[...] establecer los principios y normas generales para la organización y funcionamiento del Sistema Nacional de Salud que regirá en todo el territorio nacional [...]".(48)

El Reglamento a la LOSNS aprobado en 2003(49), organiza en el CONASA las Comisiones Técnicas Nacionales, unas ya en funcionamiento incluso antes de promulgación de la Ley como la Comisión de Planificación que se encargaría de establecer los lineamientos generales del Plan Sectorial de Salud, la Comisión Nacional de Medicamentos e Insumos (CONAMEI sep. 1985)[10] generadora de la herramienta de sistema el Cuadro Nacional de Medicamentos e Insumos CNMI.La Comisión Nacional de Promoción de la Salud liderada por el Proceso de Promoción de la Salud[11] que imprime un empoderamiento en la construcción del sistema de salud, mandado en la Constitución 1998, dando funcionalidad al conformado CONASA como espacio de concertación de políticas públicas en salud con la participación intersectorial de 17 actores en salud, liderados por el Ministro de Salud del MSP para la organización del SNS.[12]

---

[9] LOSNS publicada en el Registro Oficial No. 670 del 25 de septiembre de 2002; reza en el **Art.2** Finalidad y Constitución del Sistema. - El Sistema Nacional de Salud tiene por finalidad mejorar el nivel de salud y vida de la población ecuatoriana y hacer efectivo el ejercicio del derecho a la salud. Estará constituido por las entidades públicas, privadas, autónomas y comunitarias del sector salud, que se articulan funcionalmente sobre la base de principios, políticas, objetivos y normas comunes; **Art. 3** Objetivos. – El SNS cumplirá: "[...] 1. Garantizar el acceso equitativo y universal a servicios de atención integral de salud, [...] .2. Proteger integralmente a las personas [...] 3. Generar entornos, estilos y condiciones de vida saludables. 4. Promover, la coordinación, la complementación y el desarrollo de las instituciones del sector. 5. Incorporar la participación ciudadana ...en todos los niveles y ámbitos de acción del Sistema Nacional de Salud".(48)

10 CONAMEI Decreto Ejecutivo del 29 de marzo de 1985 y ratificada en el Reglamento a la Ley Orgánica del Sistema Nacional de Salud en el 2003, liderada por el Dr. Hugo Romo delegado del MSP.

[11] Comisión Nacional de Promoción de la Salud liderada por la Dra. Carmen Laspina Directora de Salud del MSP.

En diciembre del 2001, se estructura la Comisión Nacional de Promoción de la Salud, para el 2002 en Quito se da el diálogo nacional denominado I Congreso por la Salud y la Vida COSAVI, proceso participativo de representación nacional desde el nivel local, liderados por el MSP y en coordinación con el CONASA, en el que se acordó los postulados de la LOSNS, el Plan de Salud y Lineamientos de Políticas de Promoción de la Salud, acuerdos que fueron recogidos en la Declaración de Quito, base para la política de salud y el resto de políticas en salud.(50)

La LOSNS en el capítulo II, establece el Plan Integral de Salud, - y en el Reglamento General se determinan la dinámica de conformación, funciones y responsabilidades de las Comisiones y productos para el accionar del SNS, así como del CONASA[13]creado en la La Ley como entidad pública, con personería jurídica propia y autonomía administrativa y financiera. (50)

La fragmentación y segmentación de los servicios de salud, financiamientos insuficientes 2% del PIB, las leyes, la participación social en salud, la inestabilidad política del país, la crisis económica de quiebra financiera al devaluar en caída libre la moneda nacional denominada "sucre" a la adquisición del dólar como moneda oficial, desencadenaron procesos sociales de migración masivos de ecuatorianos por la ausencia de fuentes de trabajo, una crisis social, económica y política con la transición de 8 presidentes ante una sociedad irritable mal tratada por la clase política, pero también desembocó en el ingreso de dólares de las remesas de los migrantes, que mejoró el poder adquisitivo de la gente y estabilizó la economía.(25)

En ésta década se implementaron los proyectos: Ampliación de los Servicios de Salud de Ecuador PASSE en las provincias de la sierra central con menores índices de salud; Salud de Altura, en el 2005 en Quito; de Epidemiología Comunitaria en el Norte de Esmeraldas PAMAFRO 2006;

---

[12]Los 17 actores del SNS: MSP, Ministerio de Bienestar Social, IESS, AFEME, Gremios Profesionales, Junta de Beneficencia de Guayaquil, SOLCA, Fuerza Pública, Consorcio de Concejos Provinciales, Asociación de Municipalidades del Ecuador, Entidades de Salud Privadas, Organizaciones No Gubernamentales, Trabajadores de la Salud y de Asesores del Sistema de Naciones Unidas: OPS/OMS, UNFPA, UNICEF.

13 Su Estatuto Orgánico por Procesos fue aprobado por la Secretaria Nacional Técnica de Desarrollo de Recursos Humanos y Remuneraciones del Sector Público y publicado en Registro Oficial No. 181 del 5 de enero del 2006, para el funcionamiento elaboró en consenso el Estatuto de Comisiones Técnicas del CONASA espacios de representación organizada por delegación con poder de decisión. (49)

y, el de Salud Integral de Esmeraldas PSIE con promotores de la salud y médicos en el control de la malaria, de eliminación de la oncocercosis, control de la hipertensión y la diabetes, cuyos resultados son parte del análisis de la tabla 1 de los primeros 20 años del siglo XXI.

Se estructura una visión amplia intersectorial del quehacer en promoción de la salud, participación social, abogacía por el cumplimiento de derechos que permean todos los niveles nacional, provincial, cantonal, parroquial y zonal y de todo tipo de organizaciones.

La Comisión de Organización y Participación Social del CONASA impulso la construcción de los Consejos de Salud[14], espacios de participación iniciados en 1994 y 1995 que continuo con la conformación de los planes locales, parroquiales, cantonales y provinciales de salud en 100 cantones, innumerables parroquias 15 provincia y 8 zonas del DMQ, donde los planes locales demostraron adelanto intersectoriales de coordinación y planificación con logros en salud en los ámbitos implementados: Loja con espacios saludables, Cuenca con la Calidad de servicios, agua y desechos, Chimborazo con la gestión organizada en toda la provincia, Imbabura, Otavalo, Cayambe con la inclusión de la Medicina Ancestral en la Atención Integral de Salud, escenarios donde se hacía efectiva la LOSNS (20,51), inspirando la adaptación intercultural de las normativas y protocolos del SNS.

Coexisten los proyectos de Aseguramiento de la Salud SODEM, con proyectos locales de aseguramiento de la salud PROECOS en Quito, Guayaquil, o el del área 2 de salud de Cuenca, sin concretar la propuesta de aseguramiento por posicionamiento de los representantes de los trabajadores de la salud de negarse a los procesos de privatización.

---

14 Comisión de Organización y Participación Social COPS liderada por el Dr. Ricardo Cañizares – Dr. José Castro del MSP.

Una participación que bregaba por la conformación de un sistema de salud más equitativo, garantistas, que reclamaba el liderazgo del rector en el sistema de salud, que presentaba la dualidad limitante hasta el momento en la rectoría del sistema, entre la función de rector del sistema y la función de provisión al poseer la más amplia red de servicios instalada en el país, como lo demuestran las declaraciones de los procesos participativos en todo el país de los siguientes Congresos por la Salud y la Vida: Guayaquil 2004,(52), Cuenca 2007(53) y Loja 2009(54), al proponer articulados fundamentados de rectoría, modelo, financiamiento, derechos, recursos humanos y participación.

El II Congreso por la Salud y la Vida, Guayaquil 2004, con la participación de más de 1200 delegados acreditados: públicos, privados y de las organizaciones sociales, concluirían con la concertación de la Política de Salud Sexual y Derechos Reproductivos, aportes al financiamiento y al modelo de atención del Sistema de Salud.(50)

El III Congreso por la Salud y la Vida en Cuenca 2007, abonaría los insumos necesarios para tratar los aportes a la nueva Constitución, con la participación de 7365 ciudadanos representantes acreditados de la sociedad civil y de las instituciones, participantes en las tres fases de diálogo, como el articulado del financiamiento para el aseguramiento universal, los servicios públicos gratuitos, sistema de financiamiento basado en impuestos, financiamiento en salud a incrementarse 0,5% anual hasta alcanzar el 4% del PIB de acuerdo al mandato popular, la rectoría del MSP en la construcción del SNS, declarar la corrupción como crimen de lesa humanidad, el modelo de atención como política de Estado, quedando en los márgenes de la aprobación a la esperada Carrera Sanitaria que regularía los recursos humanos en salud en todas sus fases.(54,55)Los cambios de gobierno y el estado inestable alineo las tendencias de izquierda de las décadas pasadas y soñaron plasmar sus ideales en el diseño de la llamada "nueva constitución" en el 2008, garantistas de derechos, que dio luz verde para la reestructuración del Estado, en un Estado que se transformaría en hiperjerárquico, desafiante de los órdenes establecidos por las líneas neoliberales.

La APS no se rea interpretado incrementado su importancia, es una manera inteligente de ver el desarrollo sanitario, enfermedades como el sida dejaron abierto el debate de sobrevivencia en los sistemas de salud, evidencia de infraestructura, servicios, recursos y personal de salud, aumento de enfermedades crónicas, de presupuestos y de hogares bajo el nivel de pobreza, se requería justicia, eficacia y acción, para el 2008 los determinantes de la salud pública y las lagunas en resultados sanitarios da cuenta de fallos en las políticas del Estado.(6,30).

En salud, el diálogo nacional del IV Congreso por la Salud y la Vida en la primera fase en vías a desarrollarse el Congreso en Loja 2009, se concertan lineamientos para la Transformación Sectorial de Salud en el Ecuador TSSE, la definición del modelo de cobertura universal, el marco teórico hacia la garantía del derecho a la salud con el Régimen del Derecho a la Salud que en conjunto fortalecen los articulados de financiamiento del III COSAVI y son insumos para la Asamblea Constituyente de Montecristi que definiría la nueva Constitución 2008 y aprobada en referéndum el 30 de septiembre del 2008.

Los logros del período en construir sistema se presentan en la **tabla 2.**

Tabla 2

Políticas normas y herramientas técnicas concertadas en el Consejo Nacional de Salud, lideradas por el MSP para la gestión del Sistema Nacional de Salud

Período	Macro procesos (gestión de coordinación y concertación del SNS) comisión / subcomisión	Políticas, normas y herramientas técnicas concertadas
2002 – 2014	**Promoción:** C. Promoción de la Salud C. Organización y Participación Social C. de Salud Sexual y Derechos reproductivos	**Política de Promoción de la Salud y Plan de Acción** -Apoyo al Comité de Lucha antitabáquica (CILA). -Espacios libres de humo -Apoyo al Comité de escuelas promotoras de la salud y luego escuelas saludables -Apoyo a la norma INEN de certificación de los mercados saludables -Diálogos de promoción de la salud -Experiencias de promoción de la salud -Apoyo a la política de saberes ancestrales **Conformación y funcionamiento de Consejos de Salud** -Guía Metodológica de conformación de los Consejos Cantonales y Provinciales de Salud -Guía metodológica de elaboración de los planes locales de salud -Línea de base de los Consejos de Salud -Apoyo a la conformación de Consejos de Salud -Apoyo a los procesos de organización y participación social de los Comités de Usuarias y Usuarios de la LMGYAI -Veeduría y rendición de cuentas de las personas con VIH Sida -Apoyo a la planificación de los Congresos por la Salud y la Vida COSAVIS -Diálogos interculturales -Apoyo a la Conformación de más de 100 consejos cantonales, provinciales, parroquiales y zonales de salud en el país -Intercambio de experiencias en la conformación y funcionamiento de los Consejos de Salud

	Política de Salud y derechos Sexuales y Reproductivos y Plan de Acción RO N° 566, 15 abril 2005. -Foros y eventos de diálogo en derechos sexuales y reproductivos -Apoyo a la Comisión Intersectorial de Prevención del Embarazo en Adolescentes (CIPEA) -Abogacía por cumplimiento de la política de salud sexual y derechos reproductivos en todas las políticas. -Conformación del Observatorio de derechos Sexuales y Derechos Reproductivos del Ecuador Propuesta Latinoamericana de Observatorio de Derechos Sexuales y Reproductivos
Planificación Prestaciones/ Monitoreo y evaluación/HCU/ Financiamiento y CONARHUS	**Comisión Nacional de Planificación** -**I COSAVI:** Declaratoria de Quito -**II COSAVI:** Declaratoria de Guayaquil -**III COSAVI:** Concertación ciudadana en salud hacia la Asamblea Nacional Constituyente -**IV COSAVI:** La salud en la nueva Constitución **Subcomisión de Prestaciones** -Conjunto de prestaciones del SNS 2007 -Norma y Protocolos Materno Neonatal 2008 (acuerdo Ministerial 474 MSP 20-08-2008) -Normas, protocolos y procedimientos para a Atención Integral de Salud a los Adolescentes 2009 (Acuerdo Ministerial 373 MSP, 12 /06/ 2009). -Norma y protocolo de Planificación Familiar AM 421, 25/10/2010. **Comisión de financiamiento** -Taller de economía y salud 2007 -Taller de financiamiento 2007 -Observatorio del financiamiento al sector salud 2008 (Boletín 1); 2008 (Boletín 2); 2009 (Boletín 3) -Primer foro sudamericano de salud y economía

	-Primer foro nacional de salud y economía 2009 -Apoyo para la ejecución del Plan Andino de Salud y Economía (2008 – 2010) **Subcomisión de Cuentas Nacionales** -Cuentas satélites de los servicios de salud del Ecuador 2003- 2005 -Apoyo a la Comisión Andina de Salud armonización de las cuentas satélites 2008. **Subcomisión de monitoreo y evaluación** - **Subcomisión de Historia clínica** -Formularios de historia clínica (14 formularios) **Comisión de Recursos Humanos en Salud CONARHUS** **-**Integración del Observatorio en la Región Andina
Investigación Comisión Nacional de Medicamentos e Insumos CONAMEI Ciencia y Tecnología Bioética	**CONAMEI** -CNMB: 1ra. rev. (1988); 2da.rev. (1992); 3ra. Rev. (1999); 4ta. Rev. (2001); 5ta. Rev. (2004); 6ta. Rev. (2006); 7ma. Rev. (2008); 8va. Rev. (2010); 9na. Rev. (2014) -Registro Terapéutico: junto a las revisiones: 1ra, Ed. (1987); 2da. Ed. (1992); 3ra. Ed. (2002). 4ta. Ed. (2008) -Manual de Procedimientos de la CONAMEI de Inclusión y exclusión de medicamentos al CNMI. **Comisión Nacional de Ciencias y Tecnología** -Directorio de Investigadores en Salud -Foros Nacionales de Investigadores en Salud FORNISA (2001 al 2009) -Política Nacional de Investigación en Salud (2005) **Comisión Nacional de Bioética** -Política Nacional de Bioética (2007) -Apoyo a la conformación de Comités Asistenciales de Bioética.

Fuente: Revista Comunicar(51,56,57); Memorias(53); Memorias(58);
Elaboración: Lilián Rebeca Calderón Layedra

FASE 4 (2008 – 2019): La Constitución de la República del Ecuador 2008, estipula:

> **Art. 32 -** "La salud es un derecho que garantiza el Estado, cuya realización se vincula al ejercicio de otros derechos, entre ellos el derecho al agua, la alimentación, la educación, la cultura física, el trabajo, la seguridad social, los ambientes sanos y otros que sustentan el buen vivir.
>
> El Estado garantizará este derecho mediante políticas económicas, sociales, culturales, educativas y ambientales; y el acceso permanente, oportuno y sin exclusión a programas, acciones y servicios de promoción y atención integral de salud, salud sexual y salud reproductiva. La prestación de los servicios de salud se regirá por los principios de equidad, universalidad, solidaridad, interculturalidad, calidad, eficiencia, eficacia, precaución y bioética, con enfoque de género y generacional".(7)

En salud, el diálogo nacional del IV Congreso por la Salud y la Vida desarrollado en Loja 2009, se concertan lineamientos para la Transformación Sectorial de Salud en el Ecuador TSSE y la garantía del derecho a la salud con el Régimen del Derecho a la Salud, se hacen aportes en Rectoría, Redes y Participación ciudadana y control social., (TSSE 2009) (59), La TSSE diseñó la estrategia de conformación y funcionamiento de la Red Pública Integral de Salud y la Red Complementaria de Salud, diseña el Régimen del Derecho a la Salud, define el Tarifario común para la Red Pública mediante la base de datos Relative Value for Physicians 2009 con valores de los factores de conversión acordados por equipos técnicos en concertación y diálogo de las partes, que da paso al tarifario y los mecanismos de facturación para la Red. Además, se elabora el Conjunto de prestaciones en base al Conjunto de prestaciones del CONASA y de la LMGYAI; se revisa el estado de los recursos humanos en salud y las brechas en APS, economía de la salud y políticas públicas y gestión de sistemas de salud, así como el fortalecimiento de la capacidad instalada, las tecnologías y el sistema de información.(59)

En éste período para dar cumplimiento a los mandatos constitucionales el Estado diseñó el Plan de Desarrollo 2007-2009, los Planes del Buen Vivir 2009-2013 y 2013-2017, y el Plan Toda la Vida 2017 – 2021. (60–62).

Las Cartas de Promoción de la salud resoluciones de las Asambleas mundiales, nos dan lineamientos y avances en Promoción de la Salud como la 8va. Asamblea mundial denominada "La Salud en todas las Políticas – Marco para la Acción de los países", OMS-2013:

> "[...] Salud en Todas las Políticas (SeTP) es un enfoque de la política pública en todos los sectores que toma en cuenta las implicancias de salud en las decisiones, busca generar sinergias, y evitar impactos negativos en la salud, con el fin de promover el bienestar, mejorar la salud de la población y la equidad en salud [...]" simula el ejemplo del Estado ecuatoriano [...]" "[...] asegurar que las implicancias en salud de todas las políticas sean consideradas en el proceso de toma de decisiones, sin importar el sector en el cual dichas políticas se estén desarrollando [...]" "[...] las políticas públicas y las decisiones en áreas que no sean en salud, tienen un impacto significativo en la salud de la población, la equidad en salud, y en la capacidad de los sistemas de salud de responder a las necesidades..."

En todas las fases podemos observar que el sistema de salud estuvo basado en la APS, con enfoque a los determinantes de la salud y la determinación social, con un crecimiento anual poblacional superior al esperado, con una Reforma Democrática del Estado que incluye: la reorganización territorial, descentralización y autonomías en zonas, distritos y circuitos, (carácter de competencias alta desconcentración y baja descentralización para salud y educación)[15]rediseño institucional del Estado, participación ciudadana, escuela de gobierno y administración pública, gestión y modernización de empresas públicas. Ver **Fig.** 2

Figura. 2

Ecuador en la Reforma Democrática del Estado

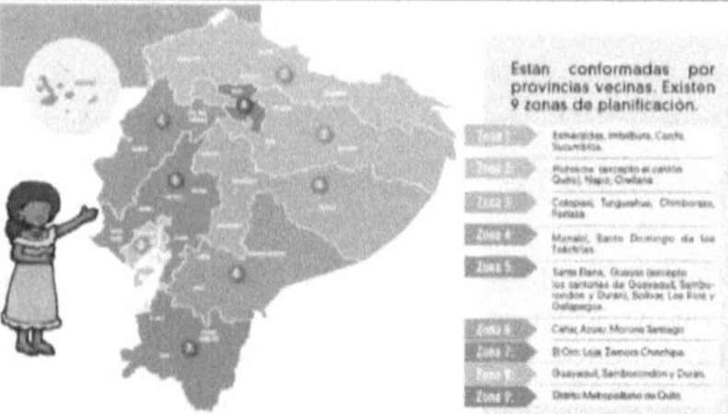

Fuente: *SENPLADES disponible en:* https://www.planificacion.gob.ec/3-niveles
administrativos-de-planificacion/(63)

Las **zonas** conformadas por provincias, hay 9 zonas de planificación, constituidas por distritos y estos a su vez por circuitos. El **distrito**[16] es la unidad básica de planificación y prestación de servicios públicos conformado por un cantón o unión de cantones, son 140 distritos en el país, con un promedio de 90.000 habitantes, en cantones cuya población es muy alta como Quito, Guayaquil, Cuenca, Ambato y Santo Domingo de los Tsáchilas se establecen distritos dentro de ellos(63) y **Circuito:** unidad geográfica de provisión de servicios públicos ciudadanos, en un territorio[17] dentro de un distrito, corresponde a una parroquia o conjunto de parroquias, existen 1.134 circuitos con un promedio de 11.000 habitantes por circuito. (63,64)

En igual tenor, la Constitución en el **Art. 358.**- dispone "[…] El SNS tendrá por finalidad el desarrollo, protección y recuperación de las capacidades y potencialidades para una vida saludable e integral, tanto individual como colectiva, […]" "[…] guiará por los principios generales del sistema nacional de inclusión y equidad social, […]"; en el **Art. 359.**- "El SNS comprenderá las instituciones, programas, políticas, recursos, acciones y actores en salud; abarcará todas las dimensiones del derecho a la salud; garantizará la promoción, prevención, recuperación y rehabilitación en todos los niveles;

[15] Alta desconcentración y baja descentralización: Nivel central (rectoría, planificación, regulación y control), Nivel intermedio (planificación regional, coordinación y gestión, y nivel local (gestión y coordinación)

16 **Distrito:** identificado con códigos distritales: 4 dígitos y una letra: el código provincial (2 dígitos, que corresponden a los dos primeros números de la cédula) + la letra D de distrito + el número correspondiente al distrito dentro de la provincia (2 dígitos). Ej. **17D04 (Pichincha**-D- Centro Histórico)(63)

17 **Circuito:** Los códigos circuitales tienen seis dígitos y dos letras, conformados por: el código provincial (2 dígitos, que corresponden a los dos primeros números de la cédula) + la letra D de distrito + el número correspondiente al distrito dentro de la provincia (2 dígitos) + la letra C de circuitos + el número correspondiente al circuito dentro del distrito (2 dígitos), ejm. **17D04C01 (Pichincha**, centro histórico, circuito 1)(63)

y propiciará la participación ciudadana y el control social, en el **Art. 360**.-
"El sistema garantizará, a través de las instituciones que lo conforman, [...]
con base en la APS [...]"; "La red pública integral de salud será parte del
sistema nacional de salud y estará conformada por el conjunto articulado de
establecimientos estatales, de la seguridad social y con otros proveedores que
pertenecen al Estado, con vínculos jurídicos, operativos y de
complementariedad", en el **Art. 361**.- "El Estado ejercerá la rectoría del
sistema a través de la autoridad sanitaria nacional [...]", y en el **Art. 366**.-
"El financiamiento público en salud será oportuno, regular y suficiente, y
deberá provenir de fuentes permanentes del Presupuesto General del Estado.
Los recursos públicos serán distribuidos con base en criterios de población y
en las necesidades de salud [...]". El Estado financiará a las instituciones
estatales de salud y podrá apoyar financieramente a las autónomas y privadas
siempre que no tengan fines de lucro, que garanticen gratuidad en las
prestaciones [...]"(7)

La Constitución manda a estructuración del Red Pública Integral de Salud
(RPIS) y la Red Complementaria (RC). La RPIS conformada por los
prestadores que reciben recursos públicos liderado por el MSP, con el IESS,
Instituto de la Seguridad Social de las Fuerzas Armadas (ISSFA) Instituto de
Seguridad Social de la Policía Nacional ISSPOL; y la RC conformada por las
entidades con fines de lucro (hospitales, clínicas, dispensarios, consultorios,
farmacias y empresas de medicina prepagada) y entidades sin fines de lucro.
(7)

La estructura jerárquica del estado determina el organismo ejecutor de los
recursos que es el Ministerio de Finanzas (MF) en cuenta única del Estado
para luego distribuirlo de acuerdo a parámetros planificados por el gobierno
entre las entidades adscritas y empresas del estado.

Los recursos públicos para salud provienen de impuestos, ingresos del petróleo, préstamos y donaciones de organizaciones no gubernamentales y órganos multilaterales. La garantía del derecho a la salud se proyectaba en base a los Ejes de la Transformación del Sector Salud: fortalecimiento de la rectoría; administración y gestión del SNS; modelo de atención y red de servicios; financiamiento, control y monitoreo; gestión de la información; y, participación y control social se requiere de mayor inversión y financiamiento, el presupuesto se distribuye 4% en Salud Pública, 7% en rectoría, 42% en el primer nivel de atención, 19 % en el segundo nivel de atención, y de 26% en el tercer nivel de atención en 2003-2005 (TSSE); del 76% de uso de los servicios públicos del MSP, 6% en la farmacia y 6 % en el SSC, con un tiempo de 30 a 160 minutos d su casa al centro de salud más cercano; con 76% de atenciones gratuitas,   59% de gratuidad en los medicamentos y 55% de gratuidad en los exámenes; percepción de trato de bien (TSSE) al se incrementa en programas esenciales.(59). Los avances en ésta complementaridad de la Red se observa en la **Tabla 3.**

Tabla 3

Conformación de la Red Pública Integral de Salud y la Red Complementaria

Red de servicios	Fuente recursos	Capacidad instalada/ coberturas (Total unidades/3847)
Red Pública Integral de Salud **RPIS** Régimen del Derecho a la Salud - Tarifario Nacional de Prestaciones Convenio marco de la Red Pública Integral de Salud 2014		
MSP	Impuestos, petróleo, préstamos, donaciones	25%, 34%, 47% 1674 ambulatorios 125 hospitales (28 hospitales generales, 79 cantonales y 18 de Especialidades) 8810 - 9100camas Camas intermedias:8704 Camas intensivas: 396 Inversión: 16208 millones(2007-2016) (10) 1792 EBAS (M,E,O) 1700 TAPS
IESS	Aporte Individual Aporte de los empleadores Aporte del Estado	Gasto en salud 38%(1995); 43%(2013) 3864 camas Camas intermedias:3670 Camas intensivas:194
SSC	Aporte solidario de empleadores Aporte Individual de los trabajadores Aporte de seguros públicos y privados Aporte diferenciado de familias protegidas Contribución del Estado Asignaciones suplementarias del Poder Ejecutivo	6%, 37%, 24% 902 ambulatorias. (SSC 577 dispensarios al 2004 con 17% de la población rural)(11) 18 hospitales (3 regionales y 5 provinciales) 2279 camas

· ISSFA	Aporte del afiliado 3,35%.	10%
	Aporte del patrono (Ministerio de Defensa) 5,85% en servicio activo, 0,52%, del 2% de los soldados en servicio activo aspirantes a oficiales, tropa y conscriptos.	ISSFA 72 ambulatorios 16 hospitales Camas nacional: 561 Camas intermedias: Camas intensivas: 23
ISSPOL	Aporte del Estado, Individual de los policías activos 2,5%. Aporte del Estado 3% Aporte individual de policías en servicio pasivo 2,5%.	ISSPOL 33 unidades operativas y dos hospitales.
Municipios		Total camas: 391
Red Complementaria de Salud RCS		
Sin fines de lucro		3%, -5%, 1%, 6% 27 hospitales Total camas 1066 Camas intensivas: 23
		Junta de Beneficencia (4 hospitales 2366 camas) Camas totales 829 Camas intensivas: 77
		SOLCA: (8 hospitales especializados en Cáncer y 4 centros ambulatorios) Camas totales: 629 Camas intensivas: 39 Camas intermedias: 590
		3023 camas

Con fines de lucro	14%, el 1% de ellos concentra el 40% del sector (372 hospitales o clínicas) 99+367 8233 camas - 7020
Seguros privados	13%, -8%, 30% de las actividades totales del sector
Contratos IESS red complementaria	27 contratos 2008 345 contratos 2012

MSP: Ministerio de Salud Pública; IESS: Instituto Ecuatoriano de Seguridad Social; SSC: Seguro Social Campesino; ISSFA: Instituto de Seguridad Social de las Fuerzas Armadas; ISSPOL: Instituto de Seguridad Social de la Policía Nacional.
Fuente: *Lucio 2010(12); Hermida C. 2013(13); Revista Comunicar 3-5 2006(11); Chang C. 2017(14); MSP(15); Iturralde P.(2015)(71)*
Elaboración: *Lilián Rebeca Calderón Layedra*

Con posterioridad se desarrollarían el V COSAVI (2015) con participación de 300 delegados acreditados y el VI COSAVI Congreso por la Salud y la Vida denominados "salud en resistencia", los realizaría la sociedad civil aglutinada en la Plataforma por la Salud y la Vida, como señal de empoderamiento continuo de la participación social en salud, al no encontrar espacio de participación en salud, incluso la eliminación tácita del ente concertador CONASA y los Consejos de Salud, que en aras de abonaron en la construcción de un sistema garantista del derecho a la salud sin costo de bolsillo para el usuario, con mayor cobertura, fortalecimiento del rol rector del MSP y por la supuesta competencia de funciones del CONASA, desmovilizaron la participación social en salud sin llegar a estructurar el sistema de salud y peor aún lograr la inclusión de la participación social. Las conclusiones del V COSAVI de permanecer unidos para lograr que la salud sea prioridad de la agenda pública nacional, lograr la organización de la participación social desarticulada y desactivada al coaptarla en la función pública, demandar el apoyo político y financiero del Estado para lograr la participación activa con liderazgos colectivos, horizontales y renovables.

El sistema de salud se basa en la estrategia de APS y APS-R, que se gestiona, planifica, ejecuta y evalúa en el Modelo de Atención Integra de Salud Familiar Comunitario e Intercultural MAIS /FCI, que organiza el sistema con visión integral de atención, al individuo, la familia y la comunidad, para brindar acciones de en promoción, prevención, recuperación, rehabilitación y cuidados paliativos, organizando a los servicios en tres niveles de atención que garanticen el acceso y cobertura universal, integral, oportuna, en red, con puerta de entrada en el primer nivel de atención y continuo en los niveles de mayor complejidad con procesos de referencia, contrarreferencia y referencia inversa, equitativo, desconcentrado, eficiente, eficaz y de calidad que garantice el derecho a la salud.

Avances en normas. Herramientas de articulación de la Red Pública Integral de Salud y la Red Complementaria de Salud en la **Tabla**. 4.

Tabla. 4

Normas. Herramientas de articulación de la Red Pública Integral de Salud y la Red Complementaria de Salud dictadas por la Autoridad Sanitaria Nacional

Año	Normas y herramientas técnicas para la RPIS y RC del MSP
2006-2011	Normas y protocolos por ciclos de vida
2009-2012	Modelo de Atención Integral de Salud / Familiar, Comunitario e Intercultural
2012	Tarifario de prestaciones del sistema nacional de salud 2012
2013-2019	Guías de Práctica Clínica GPC
	Instructivo de la Red Pública Integral de Salud
	Norma del subsistema de referencia, derivación, contrarreferencia, referencia inversa y transferencia del sistema nacional de salud.
	Norma Técnica para el procedimiento de evaluación, selección, calificación, y adquisición de servicios de salud de la Red Pública Integral de Salud y de la Red Privada Complementaria
	Norma Técnica para la derivación
	Procedimientos para la prestación y asignación de prestadores del servicio de diálisis

Fuente: GPC- MSP(69); Dirección de articulación de la RPIS y RC - MSP(70)

Lo conseguido en ésta etapa es dar funcionalidad a la RPIS y la RC con erogación de presupuestos que fortalecieron a red privada,(71) con incremento del presupuesto a la salud hasta bordear el 4,5% del PIB, en consecuencia del incremento del precio del petróleo, con disminución de la fragmentación y segmentación del sector, distorsión en el fortalecimiento de los niveles de atención en el MSP y el IESS(72), cuestionamiento en el manejo del Talento Humano con jubilaciones aceleradas sin planificación de necesidades del SNS(73), con convenios internacionales que desplazan el talento humano nacional del sector salud, incremento de nuevas universidades con presupuestos desbordantes: universidad de las Artes 232 millones; universidad nacional de educación 439 millones; Yachay 199 millones; Ikiam 271 millones(59), aspectos que van definiendo la situación económica actual de la construcción del SNS.

La garantía del derecho a la salud en una población con brechas latentes de décadas anteriores, trajo el desborde de la demanda en los tres niveles de atención, con déficit en la estructura de servicios públicos en la oferta, enfoque de fortalecimiento de la red hospitalaria, que demanda de la red complementaria "contrataciones o derivaciones a la red complementaria privada con regulaciones y controles de índole público insipientes, incrementando el costo del servicio o prestación en relación con la cobertura con incremento de ésta red y de una relación de acuerdo entre médico y paciente que incrementa las intervenciones más costosas, modalidad que debilita la rectoría , planificación y control de la calidad del servicio"(Iturralde P.)(71), esto trae otro escenario en la provisión universal del sistema de salud y la garantía del derecho a la salud. (71)

El modelo de sistema de salud Beverige basado en impuestos podría aplicarse al financiamiento de la RPIS, incluso con la participación del modelo de aportes o aseguramiento tipo Bismark con aportes individuales que participan los Seguros del IESS, ISFAA e ISSPOL al incrementar la cobertura de los hijos hasta los 18 años y mujeres dedicadas a los Quehaceres Domésticos, los logros alcanzados por la gestión de la RPIS con el incremento del presupuesto a la salud, en la disminución de la Razón de Muerte Materna y la Mortalidad Infantil predominantemente la Neonatal, debido también al mejor acceso a la infraestructura sanitaria agua potable, luz, alcantarillado, telecomunicaciones y tecnologías. (9,13)

El incremento al acceso a los servicios con la construcción de 18 nuevos hospitales (6 finalizaron en el 2013), se dio énfasis en la atención prehospitalaria con reducción de la tasa de 115.000 a 35.000 h/ambulancia vinculado al SIS ECU-911. Se construyeron 171 centros de primer nivel (desde el 2012 hasta 2017).   Dotación de 2750 becas para diferentes profesionales en salud. En medicamentos la inversión de 100 millones en el 2007 se invirtió más de 380 millones en el 2013. Las atenciones 2006 fueron de 14'372251, al 2013 fueron de 38'088.410 de consultas. Si bien el Viceministro Malo en su artículo refiere como logros del Sistema en ésta fase, deben considerarse también como parte importante del sistema los Mandatos Presidenciales que han influenciado en el Sistema de Salud a través de los Recursos Humanos en Salud como la jubilación a los 70 años, la organización de los docentes por número de estudiantes, la tensión que genera en los servicios la presencia de los estudiantes de entidades privadas y públicas, los requerimientos de docentes profesionales de la salud de los servicios de salud con grado de PhD, y los procesos de categorización, certificación y acreditación de las Universidades y carreras estas denominadas de bien público (medicina), que se dan en el país.

Los marcos legales creados como en el 2015 la Ley de Justicia Laboral (Eliminación del aporte del 40% del Estado para la jubilación); La Corte Constitucional restituyó el aporte en el 2018 y la Resolución 501 (aporte de pensiones de 9,44 al 5,76%); Inconstitucional 18 de diciembre 2019, que trajo a posteriori desbalance en la sostenibilidad del seguro de pensiones por vejez de los ecuatorianos

Además, debe considerarse que la demanda incrementada de acceso de los usuarios a los servicios de salud trae el cambio en el perfil epidemiológico del país, con posibles tasas incrementadas de patologías que estuvieron presentes sin ser registradas en el sistema de información de salud.

Persisten desigualdades sociales en el acceso a la salud, en el acceso a la educación, al trabajo, a la concentración de la riqueza, recayendo sobre los más pobres las menores oportunidades de ingreso, menor acceso a la seguridad social, menor acceso a los servicios sanitarios y menor disfrute de salud.

Estas décadas revisadas nos deja sin duda adelantos en la construcción del sistema de salud, con abundancia en leyes, contradictorias y de difícil aplicación, así como la barrera de la autonomía de las instituciones que a pesar de reconocer la necesidad de sistema y de una rectoría fuerte, al momento de la implementación la verticalidad de las decisiones genera resistencia que dificulta el adelanto de los procesos y facilita el retroceso en los acuerdos. Sin embargo, también deja vacíos como persistencia de una gestión curativa, debilidad en el primer nivel de atención puerta de entrada del sistema de salud, debilidad en procesos de las funciones esenciales de la salud pública, procesos centralizados que dificultad la generación de investigación para la gestión, desmovilización social, ausencia de espacios de concertación de la política pública y verticalidad en la toma de decisión cuyas consecuencias deberán ser evaluadas en miras de continuar en la construcción de un sistema de salud inclusivo, sin dualidad en la rectoría, que garantice la provisión financiera, el acceso a los ciudadanos, el bienestar del talento humano y la calidad como la mejor estrategia demostrada para garantizar el derecho a la salud.

El país enfrenta transiciones demográficas como: incremento de esperanza de vida, de adultos mayores al 10% de la población, adolescentes, embarazo adolescente, disminución de asignaciones presupuestarias al sistema de salud, transición prolongada y superposición epidemiológica. La construcción de un sistema de salud demanda esfuerzo y tiempo como lo demuestra el histórico que hemos vivido, pero sobre todo demanda una meta común de organización y contribución solidaria para alcanzar el máximo de cobertura en salud para la población, considerando siempre que los recursos serán escasos, más aún con el continuo avance de la tecnología, los conflictos éticos, el cambio climático, la seguridad alimentaria entre muchos de los problemas globales que incrementa los problemas de salud .

Barreras financieras: con procesos de sobreendeudamiento y disminución del PIB, con una PAE activa disminuida, empleo formal disminuido, competencia por el empleo sin cumplimiento de los derechos laborales vigentes debido a la inmigración elevada de los últimos años de varios países especialmente Venezuela.

Barreras geográficas y climáticas: siempre presentes por el sistema montañoso que atraviesa el país con tres regiones bien delimitadas, desde el nivel del mar a la máxima altura, con zonas de difícil acceso como la Amazonía.

Barreras sociales: situaciones más complejas que rebasan los límites nacionales como la migración, la mayor esperanza de vida al nacer con incremento de la población adulta mayor, con incremento de enfermedades crónicas, enfermedad mentales y comorbilidades, así como la reemergencia de enfermedades como tuberculosis, sarampión, sífilis como expresión de las inequidades de los sistemas de salud, el incremento de las enfermedades catastróficas como el cáncer que agotan a las familias y a los sistemas de salud, aunque en América Latina se ha disminuido el gasto catastrófico en salud del 2010 – 2015.(3)

Barreras culturales: al ser el Ecuador multicultural y multidiverso, la garantía del derecho a la salud pasa por garantizar los derechos interculturales, la inclusión social, el derecho a la educación, al trabajo a la equidad en todos los ámbitos de la sociedad, pasando de la aplicación de las medidas afirmativas a un territorio de convivencia inclusiva como política de Estado.

Barreras institucionales: Si bien se ha conformado la RPIS, los desafíos en la activación de la red, la oportunidad de la atención, en el cruce de cuentas en la oportunidad de los pagos entre instituciones, el uso del tarifario, el cumplimiento de la calidad de las prestaciones y cartera de servicios, la transparencia de las cuentas, son factores de equidad necesarios para el acceso y financiamiento del sistema de salud. El Promover la promoción de la salud y a prevención de la enfermedad siempre serán factores significativos que fortalezcan el primer nivel, garanticen la calidad del primer nivel, optimicen el uso de los escasos recursos, para en efecto lograr regular y contener los altos costos de los sistemas de salud.

Las instituciones prestadoras de servicios, como las instituciones formadoras del talento humanos en salud deben mantenerse en diálogo continuo, planificación, evaluación y reprogramación de lo actuado y de las brechas del sistema en aras de dar solución a los problemas prioritarios, contener costos, mejorar el acceso de la población, brindar calidad y en la construcción del sistema de salud basado en APS, con activa y efectiva participación social, con un primer nivel de atención francamente resolutivo, integrado en redes con los demás niveles de atención y activa puerta de entrada al sistema de salud.

En el devenir de la historia hemos revisado reiteradamente el papel de la Rectoría y gobernanza del sistema de salud que debe ser robusto, con compromiso político efectivo, que incremente la inversión en salud, que, si se cumple lo solicitado de aumento del 1% del financiamiento público al 2030, concordamos con que puede incluso ser insuficiente.

Si bien la Razón de Mortalidad Materna al 2015 de 64 x 100000n.v (Noboa, 2019)(61). Al 2018; y de 48 x 100.000 nv. Han disminuido, la restricción económica producto del endeudamiento externo, la migración de los ciudadanos venezolanos han generado tensión económica en el sistema de salud.

El monitoreo de la MM es la única que permite comparabilidad interagencial, pero también debemos reflexionar sobre países como Brasil con 3,8% del PIB para salud mantiene una razón de muerte materna de 44 y 38 por 100000 nv. (Fuente: Ministro de Salud, en el auditorio UCE, 2019),   En tato que Ecuador no cumplió los Objetivos de Desarrollo del Milenio ODM de bajar al 75% de las muertes mm por 1000000nv al 2015 y debe prepararse para cumplir los Objetivos de Desarrollo Sostenible ODS - objetivo 3 de reducir a menos de 70 muertes mm por 100.000nv, aun cuando los condicionantes del Banco Mundial para los préstamos al Estado sea el de contención del gasto en salud.(62)

Nunca dejaremos de priorizar la educación como el elemento clave a nivel mundial, los ingresos por hora aumentan un 9 % por cada año adicional de escolarización, lo que mejora las condiciones de salud y vida de la población.(62) Mejora la práctica de hábitos saludables, el control de determinantes y de la medicina preventiva, que fortalecen la aplicación de los logros normativos: la Ley Orgánica para la Regulación y Control del Tabaco, el Reglamento para la autorización y control de la Publicidad y Promoción de Alimentos Procesados, el Reglamento Sanitario de Etiquetado de Alimentos Procesados para Consumo Humano, y la mantención de la continuidad en las acciones de mejora de las condiciones de vida definidas en los Planes de Desarrollo.

Tabla 5

Avance histórico de la construcción de la red de servicios de salud del Ecuador

Año	Servicio
1887	Junta de Beneficencia de Guayaquil (municipal inicial, privada posterior)
1908	Dirección de Sanidad de Guayaquil (peste bubónica y la fiebre amarilla)
1925	Servicio sanitario nacional (inmunizaciones)
1928	Caja de Pensiones
1933	Hospital Eugenio Espejo
1936	Ministerio de la Provisión social con Asistencia Social e Higiene (Direcciones provinciales adscritas)
1937	Instituto Nacional de la Previsión- Caja del Seguro Social
1951	Sociedad de Lucha contra el Cáncer
1967	Ministerio de Salud Pública
1968	Seguro Social Campesino
1980	Consejo Nacional de Salud

1980	Consejo Nacional de Salud
1994	Ley de Maternidad Gratuita y Atención a la Infancia
1998	Reforma a la Ley de Maternidad Gratuita
1998	Constitución 1998 con creación del Sistema Nacional de Salud
2001	Ley sobre la Seguridad Social
2000	Ley de Producción , Comercialización y Expendio de Medicamentos Genéricos de Uso Humano R.O. 59, 17 de abril 2000.
2002	Ley del Sistema Nacional de Salud R.O.670. y Su Reglamento en el 2003.
2006	Creación del Programa de Aseguramiento Universal en Salud SODEM
2007	Convenio de cooperación entre el MSP, IESS y CONASA
2008	Constitución 2008. La salud un derecho humano y gratuito, RPIS y RC
2009	Reforma Democrática del Estado
2010	Guía de reorientación y fortalecimiento de los Servicios de Salud de la Seguridad Social en Red Plural.
2012	Modelo de Atención Integra de Salud. Familiar Comunitario e Intercultural MAIS/FCI
2012	Convenio marco interinstitucional entre el Ministerio de Salud Pública, Ministerio del Interior, Ministerio de Defensa, Instituto Ecuatoriano de Seguridad Social, Instituto de Seguridad Social de las Fuerzas Armadas, Instituto de Seguridad Social de la Policía Nacional para integrar la Red Pública Integral de Salud
2012	Instructivo de la red pública integral de salud
2012	Tarifario de prestaciones del sistema nacional de salud. Versión 2014 y Reformas.
2015	Convenio Marco Interinstitucional 0017 del 10 de abril del 2015
	Homologación de tipologías para los establecimientos de salud
2015	Norma del Proceso de Relacionamiento para la atención de pacientes y reconocimiento económico por prestación de Servicios de Salud entre Instituciones de la Red Pública Integral de Salud y de la Red Privada Complementaria, publicada en el Registro Oficial – Edición Especial N° 437, del 31 de diciembre de 2015.

Fuente: Estrella E.(6); Yépez R.(19); Paredes V.(27); Olmedo H.(20); TSSE 2009(59); Memorias(55); MSP(70)
Elaboración: Lilián Rebeca Calderón Layedra.

1. Etienne C. Declaración sobre cobertura universal de salud: OPS da la bienvenida y aboga por una transformación de los sistemas de salud [Internet]. 2019 [cited 2019 Dec 15]. Available from: https://www.paho.org/bol/index.php?option=com_content&view=article&id=2329:declaracion-de-la-onu-sobre-cobertura-universal-de-salud-ops-da-la-bienvenida-y-aboga-por-una-transformacion-de-los-sistemas-de-salud&Itemid=481

2. Carpio N. Alcance y proceso de las reformas de los sistemas de salud en Ecuador. Rev Salud Pública. 2001;3(1s):95–115.

3. OPS/OMS. La Salud en las Américas: Informe de país Ecuador [Internet]. 2017. Available from: https://www.paho.org/salud-en-las-americas-2017/?page_t_es=informes-de-pais/ecuador&lang=es

4. Stringhini S, Carmeli C, Joke/a M, Avendaño M, Muennig P, F/orenceGuida, et al. Socioeconomic status and the 25 x 25 risk factors as determinants of premature mortality: a multicohort study and meta-analysis of 1.7 million men and women. Lancet. 2017;389(10075):1229–37.

5. Pérez M. Análisis espacio-temporal de las desigualdades sociales en la mortalidad en la región Pacífico de Colombia: un estudio ecológico 2002 - 2015. Ribeirao Preto - Sao Paulo; p. 334.

6. Estrella E, Crespo A, Herrera D. Antecedentes nacionales e internacionales para la creación del Ministerio de Salud Pública. In: USAID P de A y P de P de SC bajo el auspicio de la A de los EUP el DI, editor. Desarrollo histórico de las políticas de salud en el Ecuador (1967 - 1995). Quito-Ecuador: USAID; 1997. p. 1–21.

7. Ecuador. Constitución de la República del Ecuador. 2008. Ecuador; 2008.

8. Espinoza, E.B.; Villarruel, M.R.; Quintana, S.Y.. Discriminación salarial ecuatoriana por razón de género y autoidentificación. 2019;71(mayo):45–59.

9. Hermida C. El escenario de los servicios de salud. La práctica médica. In: La formación de los médicos en el Ecuador en los últimos cincuenta años 1960 - 2010. Quito-Ecuador; 2013. p. 61–29.

10. Estrella E, Crespo-Burgos A. Medicina y Salud Pública durante la Colonia. In: Benítez RF-, Bustos CH-, Granda E, Valdivieso HJ-, Paredes RL-, editors. El Cóndor, La Serpiente y El Colibrí. Quito-Ecuador; 2002. p. 64–72.

11. Fierro R, Hermida C. El Precursor: Doctor Eugenio Espejo. In: Fierro R, Hermida C, Granda E, Jarrín H, López R, editors. El Cóndor, La Serpiente y El Colibrí La OPS/OMS y la Salud Pública en el Ecuador del Siglo XX. Quito - Ecuador; 2002. p. 73–82.

12. Estrella C. R. Breve historia de la medicina del Ecuador [Internet]. p. 194. Available from: http://www.casadelacultura.gob.ec/?ar_id=5&li_id=129&title=Breve Historia de la Medicina en Ecuador&palabrasclaves=Breve Historia de la Medicina en Ecuador

13. Espejo EX de S y. Reflexiones. Salud PF-CN de, editor. Quito - Ecuador; 2010. 255 p.

14. Moreno SL. VI Atención Primaria de Salud. In: U.N.A.M., editor. Factores de Riesgo en la Comunidad I: Elementos para el Estudio de la Salud Colectiva: México UNAM. México; 1991. p. 49-55-58, 60–1.

15. Paredes Borja V. Comentarios a las " Reflexiones sobre las viruelas ", del Dr . Francisco Javier Eugenio de Santa Cruz y Espejo. Ecuador UC del, Tungurahua CM de, editors. Rev Fac Cienc Med. 1945;10(1785):65–78.

16. Beltrán LR. Promoción de la salud: una estrategia revolucionaria cifrada en la comunicación. Comun Soc. 2001;22(35):139–58.

17. Estrella E. Pensamiento Médico Ecuatoriano I. Casa de la Cultura, editor. Banco Central del Ecuador. Ecuador; 2004. 253 p.

18. Barreiro PI. EL IESS y el Seguro Social Campesino. Auspicio d. Quito-Ecuador; 2004. 139 p.

19. Yepez FR. La formación de los Médicos en el Ecuador en los últimos 50 años. 1960 - 2010. Quito, Ecuador; 2013. 295 p.

20. Olmedo Héctor. La promoción de la salud en el Ecuador. Quito; 2010.

21. Borrell RM. La educación médica en América Latina: debates centrales sobre paradigmas científicos y epistemológicos". In: Argentina, editor. Proceso de transformación curricular: otro paradigma es posible. Argentina: Facultad de Ciencias Médicas. Universidad Nacional de Rosario; 2005. p. 1–32.

22. CONFERENCIA MUNDIAL DE EDUCACIÓN SUPERIOR 2009: Las Nuevas Dinámicas de la Educación Superior y de la Investigación para el Cambio Social y el Desarrollo.

23. García JC. Juan César García entrevista a Juan César García. 2007;153–9.
24. Bravo L, Astudillo F. Internado Rotativo en Ciencias de la Salud en el Ecuador. Quito-Ecuador; 2011.
25. Krochin I. El escenario económico , social y político. In: La formación de los médicos en el Ecuador en los últimos cincuenta años 1960 - 2010. Quito - Ecuador; 2013. p. 29–60.
26. Ecuador. Consejo de Nacional para la Igualdad de Género [Internet]. [cited 2020 Feb 15]. Available from: https://www.igualdadgenero.gob.ec/
27. Paredes-Borja V, Mosquera-Sánchez C. Historia de la Facultad de Ciencias Médicas - Universidad Central del Ecuador. Quito-Ecuador: Universidad Central del Ecuador - Editorial Universitaria; 1977. 410 p.
28. Dawson De Penn CJB. Informe Dawson sobre el futuro de los servicios médicos y afines 1920. Of Sanit Panam. 1964;93:38.
29. Práctica De La Medicina EY, Eduardo Pinzón C, Carlos Eduardo Pinzón Flórez D. Educación y práctica de la medicina: Paradigmas de la educación médica en Latinoamérica. ACTA MED COLOMB. 2008;33.
30. Mayorga G. El Médico Comunitario. Quito-Ecuador: PROPUMED; 2009. 103 p.
31. OPS/OMS. Conferencia Internacional de Atención Primaria de Salud Alma-ATA, URSS. 1978. 1978;6–8.
32. CONFERENCIA INTERNACIONAL DE ATENCIÓN PRIMARIA DE SALUD ALMA-ATA, URSS,. Rev Electrónica Dr Zoilo E Mar Vidaurreta. 2014;39(6):6–8.
33. Organización Panamericana de la Salud, Federación Panamericana de Asociaciones de Facultades. Los cambios de la profesión médica y su influencia sobre la educación médica. Edu Med Salud. 1994;28(1):125–38.
34. Sistema Nacional de Salud del Ecuador: Financiamiento con aseguramiento universal: Memorias del seminario organizado por AFEME, CONASA, MSP - Proyecto MODERSA (BM), OPS/OMS. Quito; 2001.
35. Zambrano C, Andrade G, Cañas M. As vozes dos protagonistas: Sinopse dos projetos: A comunidade e os Servicos de Saude: Experiencias e perspectivas para o século XXI. In: A Educacao dos Profissionais de Saúde na américa Latina Tomo 2. 1999. p. 327–32.
36. Feuerwerker LCM, Sena R de. La Contrucción de Nuevos Modelos Académicos de Atención a la Salud y de Participación Social. In: La educación de los Profesionales de la Salud en Latinoamérica: Tomo I Una Mirada Analítica. Sao PAulo - Brasil: Hucitec Ltda.; 1999. p. 47–82.
37. Comisión de Reforma Integral. Documento Instructivo año lectivo 1999/2000. Quito; 1999.
38. Puertas B, Bustamante V, Cisneros. La formación de los recursos humanos en prevención y promoción de la salud a nivel de pregrado y posgrado: experiencia en una universidad privada de Quito, Ecuado. In: Arroyo H, editor. Promoción de la salud. Ecuador: OMS;OPS; 2010. p. 351–75.
39. Ecuador. Ley de Maternidad Gratuita y Atención a la Infancia. Ecuador; 2006 p. 8.
40. Tobergte DR, Curtis S. Carta de Ottawa - Primeira Conferência Internacional Sobre Promoção da Saúde. J Chem Inf Model. 2013;53(9):1689–99.
41. Estrella E. Desarrollo histórico de las políticas de salud en el Ecuador (1998 - 2000). Quito: CEPAR;
42. Estrella E, Crespo A, Herrera D, Ana E. Desarrollo histórico de las políticas de salud en el Ecuador (1996 - 1999). Nelson OVi. Quito: CEPAR; 1997.
43. Echeverría R. Proyecto de análisis y promoción de políticas de salud: el proceso de reforma del sector salud en el Ecuador 1992 -1997. In: CEPAR, USAID, editors. Aportes para el debate. Quito-Ecuador; 1997. p. 175.
44. Asdrubal D a T. "Propuesta: Rol del Estado y Políticas Nacionales de Salud." 1998.
45. Constituyente A. Constitucion Política De La Republica Del Ecuador 1998 [Internet]. Ecuador; 1998. Available from: http://www.oas.org/juridico/spanish/mesicic2_ecu_anexo15.pdf
46. Estrellla E, Crespo A, Herrera D, Estrella A. Desarrollo histórico de las políticas de salud en el Ecuador (1967 - 1995). Oviedo N, Vallejo F, Pozo A, editors. Quito; 1997. 179 p.
47. Echeverría R. El proceso de reforma del sector salud en el Ecuador: Período agosto/97-agosto/2000. Quito: CEPAR; 2000. 126 p.
48. Ecuador. Ley Orgánica del Sistema Nacional de Salud. Ecuador; 2002.
49. Bejarano GN. Reglamento a la Ley Orgánica del Sistema Nacional de Salud. Ecuador; 2003 p. 27.
50. Ministerio de Salud Pública, Consejo Nacional de la Reforma Estructural de la Salud en el Ecuador. Ecuador; 2007 p. 84.
51. Ministerio de Salud Pública, Hinojosa M. Política Nacional de Promoción de la Salud. 1964;
52. CONASA. II Congreso por la Salud y la Vida COSAVI 2004, Guayaquil. Guayaquil; 2004.
53. CONASA. Concertación ciudadana en salud hacia la Asamblea Nacional Constituyente Consejo Nacional de Salud III Congreso por la Salud y la Vida "Dr. César Hermida Piedra" Cuenca 2007. Cuenca; 2007.
54. CONASA. " Edmundo Granda Ugalde " Loja 2009: hacia la construcción participativa del sistema nacinal de salud. Quito; 2009.
55. CONASA. Memorias: III Congreso por la Salud y la Vida. Quito; 2009.

56. CONASA. Revista ecuatoriana de Saud Comunicar. 2006 Dec;4.
57. CONASA. Guía Metodológica para la elaboración de los planes cantonales y provinciales de salud. Quito; 2007.
58. CONASA. Memorias del Foro Nacional de Consejos Cantonales de Salud. Quito; 2009.
59. Ministerio de Salud Pública. Alcances de la propuesta de Transformación Sectorial a partir de la nueva Constitución 2008, del iV Congreso por la Salud y la Vida, y del nuevo modelo de gestión del MSP. 2009. Quito; 2009.
60. Ecuador. Plan Nacional para el Buen Vivir 2009-2013. Diario Oficial de la Federación. 2007. 323 p.
61. Ecuador. Plan Nacional para el Buen Vivir 2013-2017. ISBN-978-9942-07-448-5
62. Ecuador. Plan Nacional de Desarrollo 2017 – 2021 Toda una Vida [Internet]. Ecuador; 2017 p. 148. Available from: https://www.planificacion.gob.ec/plan-nacional-de-desarrollo-2017-2021-toda-una-vida/
63. Secretaría Técnica Planifica Ecuador. Niveles administrativos de planificación [Internet]. Available from: https://www.planificacion.gob.ec/3-niveles-administrativos-de-planificacion/
64. Secretaría Técnica Planifica Ecuador. Sostenibilidad, conservación, conocimiento del patrimonio natural y fomento del turismo comunitario, Garantizar los derechos de la naturaleza y promover un ambiente sano y sustentable. [Internet]. Plan Nacional para el Buen Vivir 2009-2013 . 2009. 520 p. Available from: http://plan.senplades.gov.ec/
65. Espinosa V, Acuña C, Torre D De, Tambini G. La reforma en salud del. Rev Panam Salud Pública. 2017;41:1–3.
66. Lucio R, Villacrés N, Henríquez R. Sistema de salud de Ecuador. Salud Publica Mex 2011;53 supl 2:S177-S187
67. Campos CJC. Evolución del sistema de salud de Ecuador . Buenas prácticas y desafíos en su construcción en la última década 2005-2014 Evolution of the health system of Equator , good practices and challenges in its construction in the last decade 2005-2014. 2017;452–60.
68. Ministerio de Salud Pública. Coberturas en salud [Internet]. 2020 [cited 2020 Feb 20]. Available from: https://coresalud.msp.gob.ec/coresalud/app.php/publico/rpis/afiliacion/consulta
69. Ministerio de Salud Pública. Guías de Práctica Clinica GPC. Available from: https://www.salud.gob.ec/guias-de-practica-clinica/
70. Ministerio de Salud Pública. Dirección Nacional de Articulación de la Red Pública y Complementaria de Salud [Internet]. Available from: https://www.salud.gob.ec/direccion-nacional-de-articulacion-de-la-red-publica-y-complementaria-de-salud/
71. Pablo I. Privatización de la salud en el Ecuador. Estudio de la interacción pública con clínicas y hospitales privados. Quito; 2015.
72. Instituto Ecuatoriano de la Seguridad Social, Plan de Gestión del Proyecto " Estrategia ProSalud - Fortalecimiento del Primer Nivel de Atención basado en APS-R ." 2018;
73. Ecuador. Reforma General a la Ley Orgánica del Servicio Público: Decreto Ejecutivo 813. Ecuador; 2011.

CAPÍTULO 3

Rita Paulina Guanochanga Collaguazo

Entorno socio económico del sistema de salud del Ecuador

Entorno socio económico del sistema de salud del Ecuador

"La historia no se la cuenta, se la hace"
Manuelita Sáenz

Introducción

Los sistemas de salud deberían ser el pilar de sus objetivos fundamentales. Tanto profesionales de salud, administrativos, políticos y usuarios, somos conscientes de que el sistema de salud no solo debe apuntar al correcto diagnóstico y tratamiento de morbilidades, sino además debe preocuparse de que el usuario no enferme, mediante acciones de promoción y prevención, enfocadas principalmente a una atención integral bajo cambios de hábitos, condiciones y estilos de vida. (1)

La salud es un derecho del ser humano, y para su consecución es necesario que varias áreas coordinen, el sistema salud es una de las más importantes, sin dejar atrás al sistema social, a la educación y a la vivienda, que también tienen responsabilidades en el bienestar del hombre. A este evento cabe mencionar que la gestión o repartición de recursos en las diferentes áreas son imprescindibles en el abordaje de los problemas y su eventual solución.

Es por esto que se han creado políticas de estado que aseguran directa o indirectamente a la salud de cada individuo, ya que mediante estas se prioriza el gasto de recursos al nivel sanitario, sin embargo, estos recursos se han tornado limitados, por razones ajenas al sistema de salud. (1)

En este capítulo revisamos los aspectos base del entorno socio-económico del Ecuador, relevantes en la atención primaria, en sus diferentes escenarios de atención.

Antecedentes

La crisis económica a nivel mundial atenaza ya hace décadas atrás a una parte de los países desarrollados y subdesarrollados, preocupando en primera instancia la sostenibilidad de los sistemas sanitarios, disminuyendo recursos y afectando de manera excepcional la atención de salud. Para ello se han creado políticas de estado que ayudan a implementar estrategias para salvaguardar la integridad de los ciudadanos. (2)

En el Ecuador desde el año 2007, el gobierno de turno implementó un manual cuyo principal objetivo es entregar a los ciudadanos atención integral de salud en un proceso donde se evidencia la creación de varias políticas, que se plasman como un conjunto de mandatos y principios con los cuales se asegure los derechos de salud, se sustenta además un panorama de desarrollo que sea superior al enfoque economista y más bien la articulación los diferentes ámbitos como el nivel económico, social, político, cultural y ambiental en función de las salud, y que además promueva oportunidades y potenciación de capacidades para el bienestar de la población.

La Constitución dispone así el cumplimiento del derecho a la salud, a través del marco constitucional el Plan Nacional del Buen Vivir 2009-2013, con políticas y metas que contribuyan al mejoramiento de la calidad de vida de la población.(3)

El Ministerio de Salud Pública mediante este Plan estableció como uno de los ejes prioritarios a la gestión, para el fortalecimiento del sector salud, con incremento significativo en el presupuesto sanitario, la reestructuración pública y del sistema sanitario en el país.

En el 2013, el gobierno implementa el Modelo de Atención Integral de Salud con enfoque familiar, comunitario e intercultural (MAIS), bajo su política del Buen Vivir, en poco tiempo se evidenció que este decreto incrementó la infraestructura, el equipamiento, los recursos humanos, sumado a la política de gratuidad progresiva de los servicios de salud. No existe evidencia del impacto de este nuevo sistema de salud en la ciudadanía. (3)

Posterior y en conjunto con la implementación del MAIS se establecen los Objetivos de Desarrollo del Milenio, que se muestra como un compromiso con la salud en combinación con el consenso político, y llegar a cumplir 8 objetivos, 5 de los cuales están relacionados directamente con la salud: erradicar la pobreza y el hambre, reducir la mortalidad de la niñez, mejorar la salud materna, combatir el VIH/SIDA y la tuberculosis, y garantizar la sostenibilidad del ambiente, mismos que tenían como plazo cumplirse en el año 2015.

Entorno socioeconómico del sistema de salud en el Ecuador

Los factores estructurales del sistema de salud son parte del sistema de salud del Ecuador, que son los que principalmente afectan a la garantía de derechos de la salud y su estructura social. Existen varios aspectos dentro de éste ámbito, en donde participa el gobierno, las políticas económicas ya sean fiscales o enteramente políticas que regulan el mercado de trabajo, las políticas sociales que afecta al trabajo, al bienestar y a la distribución de tierras y vivienda, otras políticas correspondientes a educación, atención de salud, etc, valores sociales y culturas propias de cada territorio, como el valor que adquiere la salud en la sociedad. (4)

Existen pocos estudios que relacionen el sector salud con la economía destinada a la misma, a pesar de esto, ya hay algunos que indican la influencia de la tradición política en éste ámbito, en el sentido de que los países con tradición socialdemócrata potencian un estado del bienestar más extenso.(5)(1)

La estructura económica en el área de salud determina factores intermediarios, los cuales, a su vez, determinan las inequidades en la salud. Algunos de estos factores son las circunstancias materiales como infraestructura sanitaria, el talento humano e insumos, que, aunque las políticas de salud amplíen su espacio, el acceso a ellos es menor por el incremento de la población.(6)(7)

El Ecuador dentro de Latinoamérica con respecto a desarrollo y salud en el 2004 se encontraba en el segmento más bajo. Datos totalmente alarmantes como muerte antes de los cinco años de edad de 26 por cada 1000 y mortalidad materna 130 por cada 100000 nacidos vivos, señalaban una falta de acceso a la atención sanitaria y destinación de recursos en esta área. En este tiempo el sistema de salud se caracterizó por ser fragmentado, centralizado y desarticulado, predominando el enfoque salud curativo, en la enfermedad y atención hospitalaria, con programas que limitaban la atención integral con prevención y promoción de la salud, esto gracias a las políticas anteriores, debilitando a su vez el control y regulación de la autoridad sanitaria. (6)

Por todo lo anterior expuesto, el Ministerio de Salud Pública de Ecuador, ha realizado el cambio de la estructura del sector salud que se viene impulsando desde el 2007, año en el que el gobierno de turno aprobó un financiamiento adicional de 255 millones de dólares para mejorar la infraestructura y el equipamiento de 1861 centros de salud y 127 hospitales públicos, y además este recurso financiero sirvió para contratar a 4500 trabajadores de la salud adicionales a los que ya existían en ese momento. Los objetivos principales fueron invertir de manera urgente y recuperación de lo público; y articular el sistema público de salud. (8)

De esta manera desde el año 2007 al 2009 se mantuvo un presupuesto similar para el mejoramiento de la infraestructura, recursos humanos, equipamiento, compra de medicamentos e insumos, cuyo propósito fue incrementar cobertura de atención y disminuir el alto gasto sanitario, así tenemos que la actividad más representativa en el 2013 fue la actividad de médicos y odontólogos con 26,8%, seguida la de hospitales de segundo, tercer y cuarto nivel con el 20,4%. Según el Ministerio de Salud Pública en estos años los cambios en la salud incidieron en un incremento significativo de las coberturas de atención en los servicios público de salud.

Ecuador en el 2017 se encuentra entre los países más ineficientes en sanidad reseña un estudio sobre sistemas de salud del Banco Interamericano de Desarrollo (BID), y lo ubica en el puesto 54 de un total de 71 estudiados. Este documento refleja la realidad de la atención comparándola con los recursos invertidos que datan de 5.000 millones de dólares entre 2009 y 2012 cifra que se incrementó hasta 2017. Existe un estudio anterior en 2010 de la Organización Mundial de la Salud (OMS), donde se menciona una realidad de salud que no varía hasta este tiempo en Ecuador, encontrándose entre las 17 últimas naciones de la tabla del BID, que refiere los recursos se asignaron sin maximizar las mejoras en ninguna de las áreas de la salud, llegando al fundamento de décadas anteriores, en donde los gastos más altos se dieron en atención curativa que en promoción y prevención. Además, la subutilización de medicamentos genéricos, mala administración y corrupción, cuestionando de esta manera la calidad institucional. (8)(7)

Para este año 2019, el gobierno asignó 3104,8 millones de dólares dirigidos para programas de prevención, promoción, provisión y prestación de servicios de vigilancia y control. Cabe mencionar que en relación con el 2018 esta cifra disminuyó con 431,2 millones de dólares, sin embargo, el Ministerio de Salud Pública concluye que no hay una reducción y más bien hay un incremento del 4%. Con lo que respecta a medicamentos e insumos hay un incremento del 8% en relación al 2018. Lo que corresponde para el sector salud es de 2,78% del Producto Interno Bruto (PIB), y debido al poco incremento en este sector, aún es insuficiente. Se explica entonces que el presupuesto 2019, se incrementó a USD 61,2 millones respecto al cambiado hasta el mes de septiembre. Este último se reestablece cada mes en función de la reserva de recursos del ministerio de finanzas, que tiene la autoridad de acordar hasta un 15% del total asignado, que fue de USD 3 536 millones. (9) (10)

Análisis actual de la situación de salud

El Ecuador permanece con la continuidad del anterior gobierno y sus políticas; y aun reconociendo que se incluyó temas importantes como discapacidad, acceso fácil al sistema de salud e infraestructura sanitarias, no se observa que sea un país más saludable. La creación de políticas con derechos universales, es un aporte interesante, donde el usuario eleva su nivel de reacción y exigibilidad, sin embargo, en nuestro país, no se puede atender esta demanda ya que los sistemas preventivos universales, así como selectivos en la cobertura asistencial, exigen un gasto mayor de atención en la enfermedad, que en la prevención.(11)

Bajo este concepto, la crisis a nivel sanitario se encuentra presente, no por mejoramiento de acceso y cobertura, misma que debería tener cifras descendentes en respuesta a la prevención y promoción de salud, sino por la calidad de gasto, el direccionamiento de políticas que no son priorizadas y el modelo de gestión y atención que se exige en la parte asistencial, dando como resultados, mayor número de atenciones de morbilidad que de prevención, y reflejadas en los indicadores de salud decrépitos.

Todo esto en consecuencia del enorme incremento sanitario, utilizado en tecnologías avanzadas, en las súper construcciones hospitalaria, al diagnóstico desmesurado que conlleva a un tratamiento clínico o reparativo, creando un fármaco dependencia y la adquisición de insumos por encima de lo habitual. El caos que se genera en la relación oferta-demanda, incrementa el número de prestaciones que no siempre son necesarias, pero forzadas al consumo ante la oportunidad por la gratuidad de las mismas.

El componente de financiamiento debe permitir se asegure los recursos necesarios y útiles, para el abordaje y cumplimiento de los planes estratégicos nacionales, zonales, distritales, provinciales y en circuitos en salud, el conjunto de prestaciones en el primero, segundo y tercer nivel y las inversiones en infraestructura y equipamientos, de esta forma empoderarnos de la salud de los ecuatorianos, llevándola a su máximo nivel de prevención y promoción. Por tanto, es importante realizar un cambio progresivo de los criterios de financiación del conjunto del sistema sanitario y trasladar a los presupuestos la consideración prioritaria de la Atención Primaria en Salud como eje central del sistema de salud.(9)

Las evidencias demuestran que con la mercantilización de la salud, en el marco de políticas conservadoras y neoliberales, lejos de mejorar calidad y universalidad de los resultados del sector, se han deteriorado muchos de los indicadores, sobre todo, en detrimento de las capas más pobres de la población. Las grandes corporaciones y los conglomerados económicos que dominan la actividad de la salud no han logrado reducir los costos ni crear coberturas de servicios suficientes, menos aún han producido un mejor acceso a los servicios o mejores niveles de atención a la población.

La Revolución Ciudadana y el proyecto del Buen Vivir sitúan al hombre y a sus necesidades primarias (incluida la salud) en el centro de su concepción del desarrollo. Promueve opciones sociopolíticas y un sistema económico que le permita una vida plena dentro de un entorno de paz, de equidad y de igualdad de posibilidades para todos en armonía con la naturaleza. El verdadero desarrollo humano sostenible tiene que concederle prioridad a los hombres y mujeres en primer orden; a la protección del entorno donde inevitablemente deben vivir; y, al mantenimiento de la biodiversidad que les garantizará la vida y la subsistencia.

El Sistema Nacional de Salud sostiene como principio la incorporación a los procesos de análisis y reflexión de autoridades, académicos, investigadores, instituciones y ciudadanía en general, en busca de mejorar la calidad de los servicios de salud y las condiciones de vida de la población.

Las políticas públicas en proceso de implementación deberán contribuir a mejorar la situación de salud. De hecho, las estadísticas de salud actuales auguran cambios importantes para bien en este camino.

1. Eikemo TA, Øversveen E. Social Inequalities in health: Challenges, knowledge gaps, key debates and the need for new data. Scand J Public Health. 2019;47(6):593–7.

2. Michener L, Bradley D, Martinez-Bianchi V, Andolsek KM. "Family Medicine's Task in Population Health: Defining It and Owning It" Begins With the Community. Fam Med. 2019;51(5):444–5.

3. MSP. Modelo De Atencion Integral Del Sistema Nacional de Salud. Msp. 2012;219.

4. Naranjo Ferregut JA, Delgado Cruz A, Rodríguez Cruz R, Sánchez Pérez Y. Consideraciones sobre el Modelo de Atención Integral de Salud del Ecuador. Rev Cuba Med Gen Integr. 2014;30(3):375–81.

5. Dirección Nacional de Promoción de la Salud – Ministerio de Salud Pública [Internet]. 2017. Available from: https://www.salud.gob.ec/direccion-nacional-de-prevencion-y-promocion-de-la-salud/%0Ahttps://www.salud.gob.ec/direccion-nacional-de-promocion-de-la-salud/

6. OPS_OMS Ecuador - TALLER BINACIONAL DE ECONOMÍA DE LA SALUD.

7. Económica E, Salud M De, Espinosa DV, Sanitaria A. ¿ Qué hace la Dirección Nacional de Economía de la Salud ? Nuestra misión es asesorar y apoyar a las diversas áreas del Ministerio de Salud Misión Visión.

8. Urquizo Á, Coello S. La salud como problema económico social: alternativas desde el Ecuador. Observatorio Iberoamericano del Desarrollo Local y la Economía Social. 2017.

9. ElComercio.com. El presupuesto de salud 2019 prioriza prevención y servicios. El Comercio. 2019.

10. Yamey G, Beyeler N, Wadge H, Jamison D. Invirtiendo en salud: El argumento económico. Informe del foro sobre Inversión en salud de la cumbre mundial sobre innovación para la salud 2016. Salud Publica Mex. 2017;59(3):321–242.

11. Tomas Rodríguez León. Ecuador_ País Ineficiente En Salud Pública [Internet]. 2018. Available from: https://lalineadefuego.info/2018/11/28/ecuador-pais-ineficiente-en-salud-publica-por-tomas-rodriguez-leon/

CAPÍTULO 4

Jaime Fernando Andrade Mafla
La salud y sus determinantes

LA SALUD Y SUS DETERMINANTES

Porque nos enfermamos

*"...... la obsesión por la salud perfecta se ha convertido
en un factor patógeno determinante. .....todos exigen
que el progreso ponga fin al sufrimiento de
los cuerpos, que mantenga el mayor tiempo posible la
frescura de la juventud y
prolongue la vida hasta el infinito. Ni vejez, ni dolor, ni
muerte. Olvidando así que esta
rebelión es la negación de la propia condición humana"*
Ivan Illich

A lo largo de la historia, la humanidad ha puesto gran interés en temas de salud; desde la antigüedad, se ha considerado a la enfermedad como un enemigo cuyas estrategias en estas batallas han ido evolucionando con el avance tecnológico, el contexto cultural y social. Las culturas y la cosmovisión de los pueblos han aportado definiciones cada vez mas desarrolladas de salud y enfermedad; es así que, la medicina occidental por mucho tiempo determinaba a un síntoma o signo como una manifestación aislada, enfocándola solamente al sitio de la lesión o afección; este concepto se ha visto contrastado con el ejercicio de la medicina oriental que ha considerado a la enfermedad como un estado de desequilibrio de la armonía de las fuerzas.

1.Concepto de Salud

Definir enfermedad por mucho tiempo ha sido más fácil que definir el estado de salud; esto se debe a las características de ciertas patologías principalmente las que producen dolor, que obligaron por mucho tiempo a las personas buscar tratamientos para eliminarlas o controlarlas.

El ser humano al nacer tiene per se, tiene un estado de riesgo que puede comprometer su salud a corto o largo plazo; condicionado desde el inicio por su genética, añadido a su capacidad de adaptación al entorno el cual cambia constantemente. Cuando dichos cambios suceden de manera brusca se pueden desencadenar grandes desajustes ocasionando grandes problemas en las personas. (1)

La definición de salud ha ido evolucionando a través de las épocas,influenciadas por el sistema socio-cultural, político y económico. Durante largo tiempo, el pensamiento religioso centrado en las creencias, supersticiones y la fe; determinaban las actitudes y conductas a seguir ante ciertas enfermedades que se mantienen hasta la fecha en algunos pueblos. En la antigua civilización hebrea, la Ley Mosaica dictaba los primeros códigos sanitarios para la humanidad, donde se emitieron prácticas estrictas sobre alimentación, comportamiento sexual, higiene, y prevención de enfermedades trasmisibles.

Galeno de Pérgamo, médico, filósofo, considerado uno de los más completos investigadores en la edad antigua daba los primeros indicios de investigación de las posibles causas de ciertas enfermedades, cuestionando la injerencia de los dioses ante las enfermedades; este avance en la categorización de la enfermedad sufrió un retroceso en la Edad Media donde se instaura nuevamente el pensamiento mágico- religioso.

Es así, que en la edad moderna, con el auge de la investigación, se desarrolló la ciencia anatómica donde se evidenciaron avances en el descubrimiento de principios anatomo-fisiológicos, químicos, entre otros, vinculados a las alteraciones de la salud, abandonando gradualmente la teoría mágica-religiosa de la comunidad científica.

A mediados del siglo XIX, con el descubrimiento de las bacterias se introdujo la teoría microbiana, la cual promovió el concepto de **"causa única"**, es decir la relación causa-efecto unidireccional, alentando a los médicos asociar prácticamente todas las enfermedades conocidas a un agente causal contagioso específico. A finales del siglo XIX y comienzos del XX, se observa un desplazamiento de la concepción biológica de la salud, hacia una idea de salud como un factor de desarrollo. El ámbito biológico empezó a mirarse como un hecho ligado a las condiciones que rodean al ser humano y la epidemiología se vio obligada a cambiar los modelos de unicausalidad hacia la multicausalidad.

Un acontecimiento importante ocurrió en el año de 1945, donde la Organización Mundial de la Salud (OMS), define a la salud como *"El estado de completo bienestar físico, mental, espiritual, emocional y social y no solamente la ausencia de enfermedad"*(2). Sin embargo, en la época fueron muchos los críticos de este concepto debido a que la idea de **"completo estado de bienestar"** parece irreal; dependiendo mucho de la subjetividad y de una utopía que nunca se podrá lograr, sugiriendo la idea que la salud y enfermedad no serían categorías, ni estados diferenciados, sino parte de un contínuo de diversos factores biológicos, ambientales y sociales.

Una de las publicaciones más destacadas sobre los conceptos de salud constituye el informe elaborado por Marck Lalonde, en el año 1974. Este trabajo permitió comprender el estado de salud desde un punto de vista multifactorial. En este documento se da a conocer los factores básicos que producen morbi-mortalidad en Canadá, en las que se mencionan cuatro componentes esenciales: el estilo de vida, la biología humana, el medio ambiente y la organización de la atención de salud; contextualizando así la definición de **"Campo de la Salud"** como instrumento para el análisis de los problemas y de las necesidades de salud pública (3)

Campo de la Salud

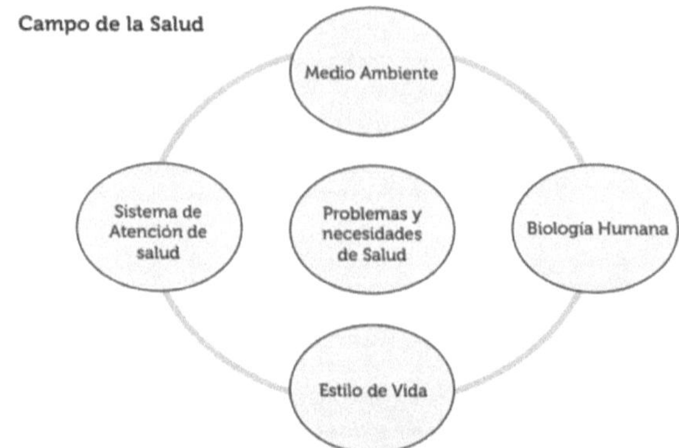

Ilustración 1.El "Campo de salud" de Lalonde M

Con este antecedente; el concepto enunciado por la OMS sobre salud es reafirmado en la Conferencia Internacional sobre Atención Primaria de Salud de Alma Ata, realizado en Kazajistán- Rusia en el año 1978, añadiendo además, que es un derecho humano fundamental cuya participación requiere sectores sociales, políticos y económicos.(4)

En la actualidad se tiende utilizar pragmáticamente dos conceptos de salud para reconocerla en un individuo:

• **Salud como normalidad:** sucede cuando el profesional de salud examina a una persona y verifica que una serie de signos y síntomas (por ejemplo, tensión arterial, frecuencia cardíaca, temperatura, dolor, etc.).Este concepto se basa en la normalidad estadística, es decir se considera normal lo que se observa con más frecuencia comparada con el estándar.

- **Salud como ausencia de enfermedad:** cuando el profesional de salud busca signos o síntomas o exámenes diagnósticos relacionados a su edad, antecedentes, características del ambiente donde vive y condiciones sociales; al no encontrarse los mismos se concluye que la persona se encuentra sana o, mejor dicho, probablemente sana.

Otras definiciones de salud emitidos por otros autores son las siguientes:

> *"El grado en que una persona o grupo es capaz, por un lado, de llevar a cabo sus aspiraciones y de satisfacer sus necesidades y, por el otro de enfrentarse con el ambiente. En consecuencia, la salud debe considerarse no como un objetivo en la vida sino como un recurso más de la vida cotidiana. La salud es un concepto positivo que comprende recursos personales y sociales, así como de capacidad física adecuada" (OMS Europea-1985)*

> *"El estado de adaptación al medio y la capacidad de funcionar en las mejores condiciones en este medio". R. Dubos (1995)*

La salud desde un enfoque ecosistémico

La percepción del concepto del "campo de la salud" sostiene que los estilos de vida y las condiciones ambientales son tan importantes como los servicios de salud y asistencia médica, sin embargo; esta última durante mucho tiempo fue el único foco de atención en los sistemas de salud (5). Desde un enfoque más integral, la visión ecosistémica brinda igual importancia al manejo del medio ambiente, factores económicos, sociales, y a las aspiraciones de la comunidad; algún desequilibrio en cualquiera de ellos afecta el ecosistema.(6)

La salud desde un enfoque de género

Este enfoque permite determinar las inequidades entre las personas (hombre y mujer) para realizar intervenciones que se ajustan a las necesidades de cada uno, promoviendo equidad en cada una de las partes, apoyándose en políticas de estado que puedan hacer valer derechos ante grupos vulnerables con la finalidad de proteger y promover la salud individual, familiar y comunitaria (7)

Los conceptos de salud como un estado de bienestar completo, o como salud perfecta evoca el cuestionamiento, ya que eliminar dolencias, enfermedades, muertes, discapacidades es imposible. Estar sano debería ser la capacidad de superar los inconvenientes de la vida y tener la competencia de disfrutar de la misma, ya que envejecer o morir de una manera digna puede cumplir los objetivos de contextualizar a la salud. Por otra parte la obsesión por una salud perfecta se ha convertido en un factor patológico difícil de combatir. La realidad actual, evidencia que cuando mayor son las prestaciones de salud, son más las personas que demandan atenciones, exámenes, procedimientos o tratamientos, esto añadido a la cosmovisión cultural de las personas de mantenerse en una juventud que nunca va acabar o una vida larga sin dolencias, negando así la propia condición humana. Gervas M. menciona *"debemos considerar que quién busca salud perfecta se puede considerar un enfermo; añadir a los sanos al negocio de la salud es un asunto muy sencillo, ya que estando sano, con el temor de estar enfermo es imposible llegar al podio de tener una salud perfecta"*.

En conclusión, la salud se puede conceptualizar con diferentes ideas relacionadas con la parte biológica, las creencias, costumbres vinculadas con el valor de la vida, el modo en que las culturas conciben a las personas y la relación que el hombre y las sociedades mantienen con el ambiente o su entorno. Es primordial entender a la salud como un recurso para la vida y no el objetivo de la vida.

Determinantes de la salud

Entiéndase como determinantes de salud a los factores, condiciones o ciertas variables que pueden causar cierta afectación o protección en la salud de un individuo, una familia, una comunidad o sociedad. (8)

El término factor de riesgo es una característica asociada estadísticamente a una enfermedad o lesión, pero no es ni necesario ni suficiente para desarrollarla(9).

A través de la historia, la humanidad ha sufrido grandes pandemias expresadas como **"enfermedades transmisibles"** lo que han ocasionado desarrollo científico para contrarrestarlas, por ejemplo, la incorporación de antibióticos y la intervención sanitaria.   En las últimas décadas la humanidad se encuentra afectada por otro mal, las denominadas **"enfermedades crónico -degenerativas"** que cada año van tomado un sin número de vidas y que están relacionadas con factores de riesgo como los hábitos, el entorno, el estrés, estabilidad emocional y medio ambiente.

El concepto de "Campo de Salud" de Lalonde considera que, la interacción de distintos factores que interactúan con el individuo puede causar bienestar o enfermedad. Bajo este contexto el Modelo de Atención Integral de Salud (MAIS), describe a los determinantes de salud como: *"conjunto de procesos que tienen el potencial para generar protección o daño, para la salud individual y colectiva"*(2). Es así que, los determinantes de la salud pueden clasificarse de la siguiente manera:

•**Determinantes socio-económicos y políticos:** donde se encuentran las relaciones familiares, situaciones financieras, trabajo, comunidad, libertad, etc.
•**Determinantes conductuales del individuo**: hábitos, costumbres, creencias, actitudes y comportamientos, etc.
•**Determinantes ambientales**. Agua, aire, tierra, fuego.
•**Determinantes biológicos:** genes, edad, género, nutrición, inmunidad.

Determinantes socioeconómicos y políticos

Hace décadas, los estudios históricos de Whitehall demostraron el impacto que el contexto social puede tener en la salud y el bienestar de las personas(10), es así que la definición para los determinantes sociales de la salud emitida por , *Healthy People 2020* define a los determinantes socioeconómicos y políticos como: ***"condiciones de los entornos de las personas al nacer, donde viven, trabajan y envejecen que afectan su bienestar, funcionalidad y calidad de vida*** (11). Esas circunstancias son el resultado de la distribución del dinero, el poder y los recursos a nivel mundial, nacional y local, que depende a su vez de las políticas adoptadas en cada país(8)(5).

Varios estudios han demostrado el impacto de los factores socioeconómicos en la salud, sin embargo no existe una recomendación de detección basada en evidencia para estos determinantes de manera conjunta; por esta razón el Equipo de Trabajo de Servicios Preventivos de EE. UU. (USPSTF) se encuentra al momento desarrollando herramientas validadas con evidencia científica sobre la manera de abordar y priorizar las intervenciones sobre los determinantes sociales en pacientes seleccionados, permitiendo brindar una atención de salud objetiva con resultados favorables en la salud. Los resultados preliminares enuncian recomendaciones sobre seguridad interpersonal enfocándose específicamente para la violencia de la pareja, y el maltrato infantil (12) (13) Tabla1.

Tabla 1.

Recomendaciones preliminares de la USPSTF sobre determinantes sociales adversos a la salud

Título	Año	Recomendación
Detección de violencia de pareja, abuso de ancianos y abuso de adultos vulnerables	2018	El USPSTF recomienda que los médicos evalúen a las mujeres en edad fértil para detectar violencia de pareja, se debe referir a las mujeres que dan positivo a la evaluación preliminar a los servicios de
Intervenciones de atención primaria para prevenir el maltrato infantil	2018	El USPSTF concluye que la evidencia actual es insuficiente para evaluar el equilibrio de beneficios y daños de las intervenciones de atención primaria para prevenir el maltrato

Fuente: *Programa de Actividades Preventivas y de Promoción de la Salud. 2018 (14)*

El mismo documento menciona que se necesita más evidencia que vincule claramente el abordaje de múltiples determinantes sociales adversos y su relación con resultados favorables de salud por las siguientes razones: Primero, la detección y el asesoramiento para un riesgo social pueden ayudar a los pacientes a controlar mejor sus afecciones crónicas y, por lo tanto, prevenir hospitalizaciones, complicaciones e incluso la muerte. Por ejemplo, la mala condición financiera podría conllevar a una adhesión limitada a los planes de tratamiento debido a los costos de bolsillo. En segundo lugar, la detección y el asesoramiento también pueden mejorar las decisiones, basándose en buenas prácticas de comunicación médico-paciente. Por ejemplo, la identificación de un paciente con un bajo nivel de escolaridad en donde podría adaptarse un tipo de ayuda en específico para la toma de decisiones, por ejemplo: material educativo, que podría utilizarse en un paciente para tomar una decisión de salud importante, como la detección del cáncer de próstata. En tercer lugar, conocer los riesgos sociales que experimenta un paciente puede ayudar al personal de salud mejorar el tratamiento por ejemplo cuando se propone un programa de pérdida de peso para un paciente con obesidad, conocer las limitaciones financieras, de transporte o de tiempo pueden ayudar al médico ajustar el un plan más específico para su paciente (15)(16).

Determinantes conductuales

Varios estudios han demostrado que cambios en la conducta del individuo sobre sus hábitos son eficaces para mejorar la salud y disminuir el impacto de ciertas enfermedades(17); para abordar este determinante se han establecido estrategias cognitivo-conductuales que han demostrado ser útiles, sin embargo el cambio de conducta en un paciente es un reto no muy fácil de cumplir debido por una parte a la capacidad del profesional de salud a tener empatía e influencia sobre los pacientes y por otra la decisión de cambio de las personas para cambiar un hábito no beneficioso para su salud. Estas estrategias deben ser coordinadas con un equipo multidisciplinario (médicos, psicólogos, nutricionistas, TAPs, trabajadores sociales, etc) quienes deben realizar un trabajo articulado hacia un mismo objetivo.

Varias investigaciones sobre el cambio de conductas se basan en el **"Modelo de los estadíos del cambio"**; mediante el cual, cambiar una conducta, constituye un proceso con una serie de etapas o estadios, en la que el profesional debe identificar para poder actuar ante tal conducta en su paciente.

El modelo de rueda de cambio se centra en hallar la capacidad de motivación y la oportunidad para influir sobre ciertos hábitos dañinos. (14) Ilustración 2

Rueda del cambio de comportamiento.

Ilustración 2.
Fuente: Programa de Actividades Preventivas y de Promoción de la Salud. 2018 (14)

Los profesionales que aconsejan cambios de conducta deberán: (18)

• Garantizar el acceso de información a los usuarios, de forma clara de tal manera que puedan comprender sobre las intervenciones de cambios de conducta, servicios disponibles, uso y ayuda a su acceso, si es necesario.
• Asegurar que las intervenciones direccionadas o propuestas para el cambio de conducta cubran las necesidades del individuo y sean aceptadas por él.
• Reconocer los momentos en que la persona puede estar más susceptible o resistente al cambio.

Veamos algunos ejemplos de como los determinantes conductuales pueden influir en la vida de las personas.

La actividad física constituye un elemento de suma importancia en la prevención de muchas enfermedades crónicas y en la calidad de vida del individuo. Su práctica habitual, disminuye hasta 7 veces el riesgo de muerte precoz. A continuación se resume los grados de evidencia sobre la prescripción de ejercicio: (14,19) **Tabla 2**

Tabla 2.
Beneficios del ejercicio en la salud.

Supuesto	Exposición de la evidencia	Grado de recomendación
Beneficios para la salud	El ejercicio físico practicado de forma regular y reducir el comportamiento sedentario en el adulto, son vitales para la salud	Evidencia alta, recomendación fuerte a favor
	Los niños que hacen ejercicio físico de forma habitual, tienen mejor salud física y mental	Evidencia alta, recomendación fuerte a favor

Tipo de ejercicio	Los ejercicios aeróbicos y los de fuerza mejoran la forma física y la salud	Evidencia alta, recomendación fuerte a favor
	Los ejercicios de flexibilidad aumentan y mantienen el rango de movimiento de la articulación	Evidencia alta, recomendación fuerte a favor
	Los ejercicios neuromotores y de equilibrio, tales como el taichí, el Qigong y el baile de salón, mejoran la psicomotricidad y disminuyen las caídas en las personas de la tercera edad	Evidencia alta, recomendación fuerte a favor
Intensidad	Es recomendable que los ejercicios se realicen a un nivel de intensidad moderada o intensa en la mayoría de los adultos	Evidencia alta, recomendación fuerte a favor
Frecuencia	Se recomienda realizar ejercicio físico moderado al menos 5 días a la semana o bien un mínimo de 3 días a la semana de ejercicio intenso, o una combinación de ambos tipos de esfuerzo un mínimo de 3 días	Evidencia alta, recomendación fuerte a favor
Tiempo	Es igual de efectivo realizar un mínimo de 150 min a la semana de actividad física aeróbica moderada que 75 min semanales de actividad física aeróbica intensa, o una combinación de ambos tipos de esfuerzo	Evidencia alta, recomendación fuerte a favor

Fuente: *Programa de Actividades Preventivas y de Promoción de la Salud. 2018 (14)*

Los beneficios de seguir un plan de dieta para prevenir enfermedades cardiovasculares han sido ampliamente documentados(20). En el estudio Diet Heart, se evaluó la dieta mediterránea y su efecto en pacientes que presentaron infarto de miocardio mostrando una reducción importante de eventos cerebrovasculares en comparación con un grupo de control(21)(22) En el ensayo PREDIMED, la dieta mediterránea suplementada con aceite de oliva virgen o en combinación de frutos secos redujo en un 30% el riesgo de un primer evento cardiovascular en el grupo de intervención comparado con un grupo de control al que se indicó solamente una dieta baja en grasas(23).

El café es una de las bebidas más consumidas en todo el mundo, conocida por sus propiedades relajantes en ciertas personas (17), Un metaanálisis estudió la relación entre el consumo de café entero y la enfermedad cerebro vascular, evidenciando una reducción de riesgo del 15% para un consumo de 3 y 5 tazas/día y un efecto protector similar para la enfermedad coronaria y el accidente cerebro vascular (24)(25). Recientemente se han publicado los resultados de dos grandes estudios prospectivos que confirman una relación inversa entre el consumo de café y la mortalidad total y por diversas causas(26)(27). El café puede aumentar la presión arterial de modo agudo, pero no hay evidencia de que su consumo crónico favorezca la aparición de hipertensión arterial, e incluso se ha asociado a un menor riesgo de la misma en algunos estudios. (28).

Las costumbres, creencias, la espiritualidad, la cosmovisión de los pacientes son una parte central en la medicina, por lo que se debe tener un respeto sutil para facilitar su libre expresión y romper las barreras de acceso al sistema de salud. La cultura vista desde una perspectiva antropológica, se refiere a *"todo lo que crea el hombre al interactuar con su medio físico y social y que es adoptado por toda la sociedad como producto histórico"* (29); desde este enfoque, no hay grupo humano que carezca de cultura, ni hay culturas superiores frente a otras. En el Ecuador mediante Acuerdo Ministerial 108 se lleva a cabo la estrategia ESAMyN (Establecimientos de Salud Amigos de la Madre y el Niño)(30), con el objetivo de brindar a las pacientes embarazadas un ambiente acogedor respetando prácticas interculturales basadas en evidencia científica para la reducción de mortalidad materna neonatal. Esta estrategia consta de 4 componentes en los que se incluye la prescripción de métodos no farmacológicos para el alivio del dolor durante el trabajo de parto y parto a libre posición. La atención del parto de manera tradicional realizada en la mayoría de unidades de salud, donde el uso de la mesa ginecológica con posición horizontal es realizada, es fuertemente criticada por las parteras, parteros y comadronas indígenas, por considerar que esta posición es antinatural al parto; constituyéndose en uno de los obstáculos principales para que las mujeres indígenas no acudan a las unidades de salud pública.

Un metaanálisis publicado en al año 2015, donde se incluyeron 17 estudios con 5396 mujeres comparó las posiciones verticales y horizontales relacionado con resultados desfavorables perinatales como desgarros maternos y uso de episiotomías; se concluyó, que los partos verticales tuvieron un factor de protección para no requerir episiotomías (OR 0.69 IC 95% 0.60-0.90, p<0.00001); por otra parte los partos atendidos en posiciones horizontales tienen más riesgo de presentar desgarros en el canal de parto (OR 1.51 IC 95% 1.10-2.07 p<0.01) (31).

Determinantes biológicos

Los determinantes biológicos son los que mayormente han sido objeto de estudio, evidenciando un cierto interés sesgado por la comunidad científica. El estudio de los genes, la edad, el género, la nutrición, etc han sido sin embargo causa de grandes avances científicos.

El cáncer hereditario forma parte de un grupo de patologías que requieren compromiso especial del personal de salud ya que constituyen una población de riesgo y por lo tanto, requieren de múltiples abordajes tanto clínicos, moleculares, intervensionistas hasta sociales; con el objetivo de establecer un enfoque eficaz para su prevención tanto al individuo, su familia y comunidad. El cáncer de mama ha sido investigado ampliamente, se sabe que las mutaciones en cualquiera de los genes de susceptibilidad que desarrollan este cáncer (BRCA1 y 2); representan la mayoría de todos los cánceres de mama heriditarios incluido el ovario (32). En general, las variantes patogénicas en estos genes están implicadas en aproximadamente el 15% de las mujeres con cáncer de mama familiar y en una proporción similar en todas las mujeres con cánceres de ovario incidentes (33)(34).

Determinantes ambientales.

A nivel mundial, 4.3 millones de muertes fueron atribuibles a la contaminación del aire en el año 2012(35), principalmente en países de ingresos bajos y medios, lo que sugiere en gran parte que los riesgos ambientales pueden evitarse mediante intervenciones orientadas a través de políticas públicas; es así que en el año 2015, 193 estados miembros de las Naciones Unidas establecieron acuerdos enfocados a la preservación del medio ambiente y otros relacionados con mejorar la calidad de vida de los pueblos a través de los objetivos del desarrollo sobtenible. Las cuatro enfermedades mas prevalentes relacionadas con malas condiciones ambientales en paises en vías de desarrollo son: las diarreas, las infecciones de las vías respiratorias, diversas formas de traumatismos involuntarios, y la malaria.

Los problemas ambientales deben ser tomados muy encuenta para proporcionar actividades preventivas. Ha tomado mucha relevancia los efectos perjudiciales de la contaminación del aire los cuales contribuye significativamente a la aparición de enfermedades respiratorias y al aumento de las tasas de mortalidad (36).

Determinantes ambientales.

El ensayo clínico denominado: *"Asociación entre la contaminación ambiental y las agudizaciones de asma bronquial en Badalona (Barcelona), 2008-2016"* (37), evaluó el número de ingresos hospitalarios por agudización de asma comparados con datos ambientales registrados como: SO_2, NO_2 y CO; se concluyó, que el número de hospitalizaciones registradas fué asociada a los incrementos en los niveles atmosféricos de NO_2 para lag 0 (RR: 1,010 IC 95% 1.0100-1.0101) considerando un factor atribuible de 13,48%.

En conclusión, contextualizar a un individuo, familia o comunidad bajo la perspectiva de los determinantes de la salud con lleva a plantearse varios enfoques que permiten entender el estado de bienestar; se deben adoptar ideologías sobre la capacidad de disfrutar la vida con sus adversidades, incluso enfermedades y muerte, sin dejar a un lado acciones específicas preventivas que puedan disminuir el riesgo de producirlas.

1.Gumà J, Arpino B, Solé-Auró A. Social determinants of health at distinct levels by gender: education and household in Spain. Gac Sanit. 2019 Mar 1;33(2):127–33.

2.Ministerio de Salud Pública. Manual del Modelo de Atención Integral del Sistema Nacional de Salud Familiar Comunitario e Intercultural (MAIS - FCI). 2016;64–72. Available from: http://instituciones.msp.gob.ec/somossalud/images/documentos/guia/Manual_MAIS-MSP12.12.12.pdf%5Cnhttp://www.cerebroperiferico.com/msp/normatizacion.html

3. M L. A new perspective on the health of Canadians. A working documen. Government of Canada. 1974;

4. Hone T, Macinko J, Millett C. Revisiting Alma-Ata: what is the role of primary health care in achieving the Sustainable Development Goals? Vol. 392, The Lancet. Lancet Publishing Group; 2018. p. 1461–72.

5. Espelt A, Continente X, Domingo-Salvany A, Domínguez-Berjón MF, Fernández-Villa T, Monge S, et al. La vigilancia de los determinantes sociales de la salud. Vol. 30, Gaceta Sanitaria. Ediciones Doyma, S.L.; 2016. p. 38–44.

6. Machón-Sobrado M, Vergara-Mitxeltorena I, Dorronsoro-Iraeta M, Larrañaga-Larrañaga N, Vrotsou K, Larrañaga-Padilla I. Situación actual de la investigación sobre las condiciones de vida y el estado de salud de las personas mayores en España. Enferm Clin. 2016 Jan 1;26(1):15–22.

7. Artazcoz L, Chilet E, Escartín P, Fernández A. Incorporation of the gender perspective in community health. SESPAS Report 2018. Gac Sanit. 2018 Oct 1;32:92–7.

8.Determinantes La Salud L DE, Villar Aguirre M. Artículo de opinión Factores determinantes de la salud: Importancia de la prevención* Determining factors in health: Importance of prevention. Vol. 28, Acta Med Per.

9.Salgado Ordóñez F, Sanz Cánovas J, Pacheco Yepes R. Riesgo cardiovascular. Med. 2017 Oct 1;12(42):2477–84.

10.Marmot MG, Rose G, Shipley M, Hamilton PJS. Employment grade and coronary heart disease in British civil servants. J Epidemiol Community Health. 1978;32(4):244–9.

11.Krist AH, Davidson KW, Ngo-Metzger Q, Mills J. Social Determinants as a Preventive Service: U.S. Preventive Services Task Force Methods Considerations for Research. Am J Prev Med. 2019 Dec 1;57(6):S6–12.

12. Curry SJ, Krist AH, Owens DK, Barry MJ, Caughey AB, Davidson KW, et al. Screening for Intimate Partner Violence, Elder Abuse, and Abuse of Vulnerable Adults: US Preventive Services Task Force Final Recommendation Statement. JAMA - J Am Med Assoc. 2018 Oct 23;320(16):1678–87.

13. Curry SJ, Krist AH, Owens DK, Barry MJ, Caughey AB, Davidson KW, et al. Interventions to Prevent Child Maltreatment: US Preventive Services Task Force Recommendation Statement. JAMA - J Am Med Assoc. 2018 Nov 27;320(20):2122–8.

14. Córdoba García R, Camarelles Guillem F, Muñoz Seco E, Gómez Puente JM, José Arango JS, Ramírez Manent JI, et al. Recomendaciones sobre el estilo de vida. Actualizacón PAPPS 2018. Aten Primaria. 2018 May 1;50:29–40.

15. Houlihan J, Leffler S. Assessing and Addressing Social Determinants of Health: A Key Competency for Succeeding in Value-Based Care. Vol. 46, Primary Care - Clinics in Office Practice. W.B. Saunders; 2019. p. 561–74.

16. O'Gurek DT, Henke C. A practical approach to screening for social determinants of health. Vol. 25, Family Practice Management. American Academy of Family Physicians; 2018. p. 7–11.

17. Pérez-Jiménez F, Pascual V, Meco JF, Pérez Martínez P, Delgado Lista J, Domenech M, et al. Document of recommendations of the SEA 2018. Lifestyle in cardiovascular prevention. Clínica e Investig en Arterioscler (English Ed. 2018 Nov;30(6):280–310.

18. Overview | Behaviour change: individual approaches | Guidance | NICE. Public Heal Guidel [Internet]. 2014 [cited 2019 Dec 6]; Available from: https://www.nice.org.uk/guidance/ph49

19. Córdoba García R, Camarelles Guillem F, Muñoz Seco E, Gómez Puente JM, Ramírez Manent JI, José Arango JS, et al. Recomendaciones sobre el estilo de vida. Atención Primaria. 2016;48:27–38.

20. Tuttolomondo A, Simonetta I, Daidone M, Mogavero A, OtelloA, Pinto A. Metabolic and vascular effect of the mediterranean diet. Vol. 20, International Journal of Molecular Sciences. MDPI AG; 2019.

21. De Lorgeril M, Salen P, Martin JL, Monjaud I, Delaye J, Mamelle N. Mediterranean diet, traditional risk factors, and the rate of cardiovascular complications after myocardial infarction: Final report of the Lyon Diet

22. Álvarez-Álvarez I, Martínez-González M, Sánchez-Tainta A, Corella D, Díaz-López A, Fitó M, et al. Adherence to an Energy-restricted Mediterranean Diet Score and Prevalence of Cardiovascular Risk Factors in the PREDIMED-Plus: A Cross-sectional Study. Rev Esp Cardiol. 2019 Nov 1;72(11):925–34.

23. Estruch R, Ros E, Salas-Salvadó J, Covas MI, Corella D, Arós F, et al. Primary prevention of cardiovascular disease with a mediterranean diet supplemented with extra-virgin olive oil or nuts. N Engl J Med. 2018 Jun 21;378(25).

24. Ding M, Bhupathiraju SN, Satija A, van Dam RM, Hu FB. Long-term coffee consumption and risk of cardiovascular disease: a systematic review and a dose-response meta-analysis of prospective cohort studies. Circulation [Internet]. 2014 Feb 11 [cited 2019 Dec 6];129(6):643–59. Available from: http://www.ncbi.nlm.nih.gov/pubmed/24201300

25. Higashi Y. Coffee and endothelial function: A coffee paradox? Vol. 11, Nutrients. MDPI AG; 2019.

26. Gunter MJ, Murphy N, Cross AJ, Dossus L, Dartois L, Fagherazzi G, et al. Coffee Drinking and Mortality in 10 European Countries: A Multinational Cohort Study. Ann Intern Med [Internet]. 2017 Aug 15 [cited 2019 Dec 6];167(4):236–47. Available from: http://www.ncbi.nlm.nih.gov/pubmed/28693038

27. Park S-Y, Freedman ND, Haiman CA, Le Marchand L, Wilkens LR, Setiawan VW. Association of Coffee Consumption With Total and Cause-Specific Mortality Among Nonwhite Populations. Ann Intern Med [Internet]. 2017 Aug 15 [cited 2019 Dec 6];167(4):228–35. Available from: http://www.ncbi.nlm.nih.gov/pubmed/28693036

28. Ros E, Hu FB. Consumption of plant seeds and cardiovascular health: Epidemiological and clinical trial evidence. Circulation. 2013 Jul 30;128(5):553–65.

29. Desarrollo Cultural [Internet]. [cited 2019 Dec 8]. Available from: http://www.eumed.net/libros-gratis/2011a/898/Desarrollo Cultural.htm

30. Normativa ESAMyN. Acuerdo Ministerial 108. [Internet]. [cited 2019 Dec 8]. Available from: http://www.calidadsalud.gob.ec/wp-content/uploads/2017/08/AM-108-y-Norma.pdf

31. Santiago Vasco M, Poveda CB. matr nas Meta-analysis on maternal postures during second stage of labor to improve perineal results. Vol. 16, Matronas Prof. 2015.

32. Kuchenbaecker KB, Hopper JL, Barnes DR, Phillips KA, Mooij TM, Roos-Blom MJ, et al. Risks of breast, ovarian, and contralateral breast cancer for BRCA1 and BRCA2 mutation carriers. JAMA - J Am Med Assoc. 2017 Jun 20;317(23):2402–16.

33. Reimers L, Crew KD. Tamoxifen versus raloxifene versus exemestane for chemoprevention. Vol. 4, Current Breast Cancer Reports. 2012. p. 207–15.

34. Rodríguez Y, Rodríguez D. ¿CÓMO PUEDO MODIFICAR MI RIESGO A DESARROLLAR CÁNCER, CUANDO SOY PORTADOR DE UNA MUTACIÓN? Rev Médica Clínica Las Condes. 2017 Jul;28(4):546–52.

35. Word Health Organization. Burden of disease from Household Air Pollution for 2012 [Internet]. 2014 [cited 2019 Dec 8]. Available from: https://www.who.int/phe/health_topics/outdoorair/databases/ FINAL_HAP_AAP_BoD_24March2014.pdf

36. Air Quality Index (AQI) Basics [Internet]. [cited 2019 Dec 8]. Available from: https://airnow.gov/index.cfm?action=aqibasics.aqi

37. Martínez-Rivera C, Garcia-Olivé I, Stojanovic Z, Radua J, Ruiz Manzano J, Abad-Capa J. Association between air pollution and asthma exacerbations in Badalona, Barcelona (Spain), 2008–2016. Med Clínica (English Ed. 2019 May;152(9):333–8.

CAPÍTULO 5

Denisse Monserrate Tello Montúfar

Actividades De Atención Primaria (Promoción Y Prevención De La Salud)

ACTIVIDADES DE PREVENCIÓN PRIMARIA
PROMOCIÓN Y PREVENCIÓN DE LA SALUD

*"La vida no es la vida en que vivimos es el honor y el
recuerdo, por eso hay hombres
en el mundo vivos y otros en el mundo muertos"
Segundo José Manuel Montúfar Tipán*

Muchos autores han emitido varias definiciones sobre salud pública, de entre las cuales vale recalcar la de Gil et al, como: "la ciencia y el arte de organizar y dirigir los esfuerzos colectivos destinados a proteger, promover y restaurar la salud de los habitantes de una comunidad"(1).

Por lo tanto se entiende que el ciclo salud – enfermedad es más bien complejo y en él intervienen varios factores denominados: determinantes de la salud. Landone en 1974 (2) los dividió en ambientales, conductuales, sociales y biológicos, los mismos que se encuentran contenidos en la clasificación vigente (3) elaborada por la comisión de Determinantes Sociales de la OMS del 2010 (Figura 9.1)

Figura 9.1: Determinantes de la Salud

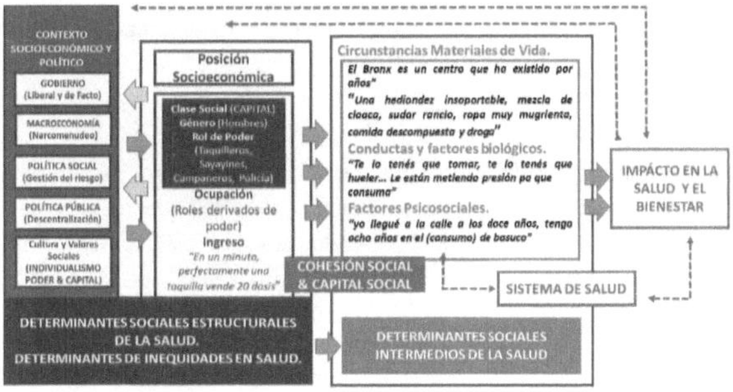

Fuente: Solar O, 2012

Con el fin de actuar sobre éstos determinantes se han desarrollado varias estrategias que incluyen la prevención y promoción de la salud. The American Board of Preventive Medicine define a la Medicina Preventiva como: "la especialidad de la práctica médica dedicada a la salud de individuos y poblaciones definidas para proteger, promover y mantener la salud y el bienestar y prevenir la enfermedad, la incapacidad y la muerte prematuras" (4).

Para un mejor entendimiento de su importancia se debe entender el proceso de la enfermedad, el cual se encuentra dividido en 3 etapas:

1.Prepatogénica: Antes de la enfermedad, incluye el período de inducción que es aquel que transcurre entre la interacción de los factores de riesgo y el inicio de la enfermedad.
2.Patogénica: Comprende el inicio de la enfermedad, con cambios anatomopatológicos irreversibles dividida en 2 estadíos:
a.Presintomático: período de latencia, el tiempo transcurrido entre los cambios anatomopatológicos y la fase clínica de la enfermedad. No existe sintomatología.
b.Sintomático: O fase clínica en la cual inicia la sintomatología
3. Final o Resolución: En ella se incluyen muerte, curación, total o secuelas.

Prevención De La Salud

Se la define como el conjunto de medidas que actúan sobre los factores de riesgo, con el fin de evitar, detener el avance o atenuar las consecuencias de una enfermedad. Es conceptualizada de modo social, basada en los determinantes de la salud y con estrategias múltiples, incorporando las nuevas realidades sociales, por ejemplo enfoque de género y la biodiversidad (5)

La prevención de la salud está divida en varios niveles con el fin de actuar en cada fase de la enfermedad, (Figura 9.2) se incluye:

Prevención Primordial: Término acuñado por Strasser, cardiólogo en 1978 que la denomina proto profilaxis o prevención primordial, orientada a controlar factores sociales, culturales o ambientales que a su vez darán origen a los factores de riesgo que causan la enfermedad, éste concepto es equivalente a la promoción de la salud. (6). Dentro de las medidas adoptadas para evitar los factores de riesgo se incluye la protección de la Salud.

Protección de la salud: que se orienta al control de los riesgos derivados del medio ambiente y se concreta con medidas legislativas, reglamentos y aseguramiento del cumplimiento. Se la diferencia, porque la protección de la salud no actúa directamente sobre el individuo. Ejemplos:

- Marcar el nivel de alcoholemia permitida
- Legislación sobre prevención de riesgos laborales

Prevención Primaria: Ha demostrado tener mayor eficacia, ya que actúa en la etapa prepatogénica para reducir el riesgo de enfermar y por ende disminuir la incidencia. La mejor medida del efecto de una intervención es la reducción del riesgo absoluto y su inverso NNT. (Número necesario para tratar), que representa la eficacia clínica de la intervención, es así que mientras mayor NNT exista menor eficacia existe (7). Ejemplos:

- Programas de vacunación
- Uso de métodos de barrera para evitar enfermedades de transmisión sexual

Es importante acotar que algunos autores agrupan a la prevención primaria y primordial dentro de la misma categoría.

Prevención Secundaria: Dirigida a detener el avance de la enfermedad, permite realizar un diagnóstico precoz, captación oportuna, tratamiento adecuado y controles periódicos. Su objetivo es disminuir la prevalencia de la enfermedad, actúa en la etapa patogénica, período presintomático. Ejemplos:

- Tamizaje metabólico en recién nacidos
- En poblaciones de riesgo medio la mamografía de cribado debería recomendarse a las mujeres de 50 a 69 años cada 2 años (8)

Se debe tomar en cuenta que un programa de cribado debe captar a la mayoría de la población objetivo (alta sensibilidad), integrar las actividades diagnósticas y terapéuticas, ser efectivo (en condiciones habituales de trabajo) y razonablemente eficiente (relación costo-beneficio). (7)

Prevención Terciaria: Se basa en el control y seguimiento adecuado del paciente, para atenuar las consecuencias de la enfermedad. Incluye curación, rehabilitación, atención de cuidados paliativos de ser necesaria. Interviene desde la etapa patogénica, estadío clínico hasta la etapa final. Ejemplos:

- Atención de cuidados paliativos en pacientes con Cáncer
- Controles periódicos y administración de levotiroxina según edad, peso y niveles de TSH a pacientes con hipotiroidismo.

Prevención Cuaternaria: Término acuñado en 1986 por el Dr. Marc Jamoulle, médico familiar, incluido en 1999 en el Diccionario Internacional Wonka para la práctica de la Medicina General/Familiar (9). Basándose en los principios de beneficencia y no maleficencia fue definida como las diversas acciones tomadas para identificar a los pacientes en riesgo de sobretratamiento, ofreciéndole alternativas éticamente aceptables. (10) Jamoulle hizo una distinción entre dolencia y enfermedad, siendo la primera una experiencia subjetiva sin base fisiopatológica (11). Brodersen, modificó este concepto para referirse a las acciones tomadas para proteger al paciente de intervenciones médicas que puedan ser perjudiciales más que un beneficio (12). En este concepto se incluyen una serie de medidas con el fin de evitar, reducir y paliar la iatrogenia médica. (4) Se desea evitar el sobrediagnóstico, sobretratamiento y sobrecribado. Por lo cual la prevención cuaternaria se encontraría en el centro del proceso dolencia-enfermedad, relacionándose estrechamente con cada nivel de prevención. (13) Ejemplos

- En Diabetes tipo 2 los estudios ACCORD y VADT mostraron que los riesgos potenciales del control glicémico estricto sobrepasan los beneficios en pacientes considerados de alto riesgo (historia de hipoglicemia, complicaciones micro y macrovasculares, riesgo cardiovascular elevado y expectativa de vida limitada.) (14)
- En un metaanálisis realizado en 2018 por Lopes RD et al se demostró que en pacientes con diagnóstico de fibrilación auricular el uso de digoxina se asoció con mayor mortalidad, sobre todo cuando sus niveles fueron mayores o igual a 1.2 ng/ml. (15)

Figura 9.2. Niveles de Prevención

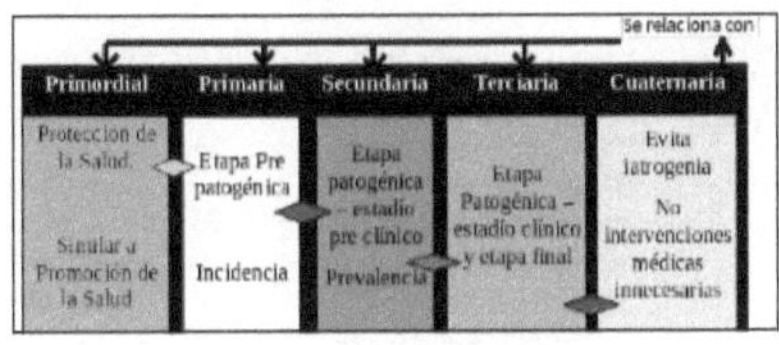

Fuente: Autor

Promoción De La Salud

Es un proceso político, social y global compuesto por un conjunto de medidas orientadas al control de los determinantes de la salud. Se diferencia de la prevención, ya que ésta se orienta a la enfermedad, mientras que la promoción, no sólo promueve la salud sino que la incrementa y actúa de forma tanto individual como colectiva.

El concepto fue usado por primera vez en 1945 por Henry E. Sigerist que definió las cuatro grandes tareas de la medicina:

promoción de salud, prevención de riesgos y enfermedades, curación y rehabilitación del enfermo.

Se comenzó a abordar como concepto de Salud en la declaración de Alma Ata en 1978, (16) conceptualizándose en la Carta de Ottawa (17) elaborada en la primera reunión internacional de promoción de la salud en 1986 (18) y ha ido variando con las diversas conferencias y declaraciones realizadas (Tabla 9.1)

Tabla 9:
Conferencias y declaraciones de la salud

Tabla 9.1 Conferencias y declaraciones sobre promoción de la salud		
Alma Ata, 1978 (16)	La promoción y protección de la salud del pueblo es indispensable para un desarrollo económico, social sostenido; contribuye a mejorar la calidad de la vida y alcanzar la paz mundial	La atención primaria de salud, se orienta entre otras hacia los principales problemas de salud de la comunidad y presta los servicios de promoción, prevención, tratamiento y rehabilitación necesarios para resolver esos problemas
Carta de Ottawa, 1986 (18)	La promoción de la salud es el proceso que proporciona los medios necesarios para ejercer un mayor control sobre la salud y así poder mejorarla	Campos de acción: políticas de salud, ambientes favorecedores, reforzar la acción comunitaria, desarrollar habilidades sociales y reorientar los servicios de salud.

Grupo de trabajo de OMS, 1989 Un llamado para la acción (19)	Se recomendaron estrategias de acción social para reactivar los procesos de desarrollo en los países más pobres, afectados por la crisis de los ochenta.	Abogar por la salud pública, fortalecimiento del soporte social de las comunidades pobres, empoderamiento de los grupos postergados y marginados.
Conferencia y declaración de Santa Fé de Bogotá, 1992 (19)	Participaron todos los países de Latinoamérica, la temática fue la promoción de la salud y equidad.	Se enfatizó en la importancia de la solidaridad y equidad. Así también la relación entre salud y desarrollo.
Declaración de Yakarta, 1997 (7)	Planteó la necesidad de avanzar en la lucha contra la pobreza y otros determinantes de la salud en países en desarrollo, para ello enfatizó en alianzas estratégicas y movilización de sectores privados.	Prioridades: promover la responsabilidad social para la salud, incrementar la inversión, consolidar y expandir la colaboración, aumentar la capacidad comunitaria, empoderar al individuo y consolidar la infraestructura adecuada.
Bangkok, 2005 (20)	Con el tema Promoción de la Salud en un mundo globalizado.	Se debe impulsar la salud con enfoque en la solidaridad, derechos humanos, determinantes de la salud, desarrollar políticas, prácticas de promoción y transmitir conocimientos de salud
Shangai, 2016 (21), (22)	Novena conferencia Mundial de la promoción de la salud, se enfocó en promover la salud, el desarrollo sostenible: Salud para todos y todos para la salud.	La promoción se basa en 3 ejes: buena gobernanza, ciudades saludables y conocimientos de la salud. 17 estrategias hasta el 2030 para promover el desarrollo sostenible y la salud.

Fuente: Autor

La promoción de la salud tiene un enfoque holístico y multidisciplinario para promover la salud y prevenir enfermedades en contextos sociales en los que las personas interactúan con diversos factores los cuales tienen el potencial de afectar la salud y el bienestar. (5) El modelo en el que se basa es el ecológico/ambiental planteado por Gómez-Samudio que se enfoca en la multicausalidad de los determinantes de la salud y la enfermedad. (23) Para ello se han utilizado como herramientas:

1. Educación por semejantes: la persona que imparte la información tiene las mismas características que los receptores.
2. Campañas de comunicación de masas: se usa un canal que permita su diseminación a un gran número de personas al mismo tiempo. Su eficacia es mayor cuando se transmiten mensajes sencillos.
3. Medios de comunicación: Utilizados para promover una determinada política de Salud Pública. Se inició, sobre todo, con las acciones para el control del tabaco y el alcohol durante la década de 1980. La comunicación eficaz y respetuosa, es una herramienta imprescindible en la que deben capacitarse los profesionales siempre basado en la evidencia científica. (20)
4. Marketing social: Aplicar las ideas y las técnicas de marketing empleadas en el sector comercial a la promoción de la salud.
5. Lugares saludables: se realizan intervenciones de promoción de la salud en lugares específicos como hospitales, colegios, universidades, prisiones o ciudades enteras, destaca el movimiento Ciudades Saludables, consolidado por los alcaldes a nivel mundial en Shangai, 2016. (21)
6. Políticas saludables: Con el objetivo de introducir la promoción de la salud en políticas ajenas al ámbito sanitario, por ejemplo: vivienda, transporte o educación.
7. Estilos de vida saludables: MacMillan en el 2017 demostró mediante un meta análisis que en la fuerza policial los cambios conductuales con el mejoramiento de estilo de vida tuvieron impacto en disminuir los niveles de presión arterial, mejora de hábitos dietéticos, sueño, menor estrés y disminución del uso de tabaco. (24)

Para realizar las intervenciones de promoción de la salud se necesita de: fuentes de información confiables (investigaciones, diagnósticos, mapeos), actores intervinientes, política identificada y selección del campo de acción (grupos beneficiarios y entornos). (25)

El proceso a realizar se constituye de las siguientes fases:
1. Definición de la situación de salud de la población en base a las inequidades
2. Identificación de los determinantes de la salud y su interacción
3. Exploración de la evidencia disponible para la formulación de políticas
4. Identificación de intervenciones específicas
5. Evaluación

Para una mejor ilustración de los conceptos expuestos, se adjunta cuadros conceptuales extraídos del libro Fundamentos teóricos y metodológicos para el trabajo Comunitario en Salud (26) escrito por Ofelia Tobón y Consuelo Ospina, 2004. (Figura 9.3)

Figura 9.3 Herramientas de trabajo en la promoción de salud

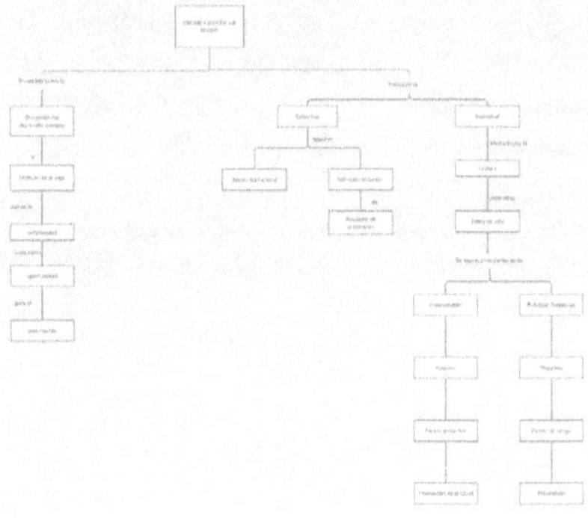

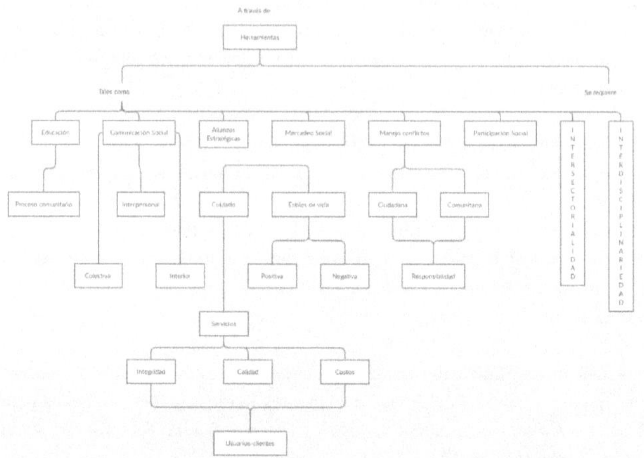

Fuente:Tobón O et al, 2004

La Estrategia de Promoción y Prevención de la Salud constituye una oportunidad para integrar y coordinar los esfuerzos de todos los niveles, sectores y actores implicados en este campo, por lo que se hace necesario la coordinación de entidades locales, atención primaria y salud pública. (26)

Actualmente el mayor desafío se encuentra en difundir y dar a conocer ésta estrategia entre los distintos sectores, con el fin de favorecer la participación y avanzar en su implementación local.

1. López E. Hacia una nueva salud pública en Latinoamérica. Atención Primaria. 2005;36(6):336-338.
2. Manual del Modelo De Atención Integral Del Sistema Nacional De Salud Familiar Comunitario E Intercultural (MAIS-FCI). Quito: Ministerio de Salud Pública del Ecuador; 2012.
3. Solar O., Irwin A. A conceptual framework for action on the social determinants of health. Social Determinants of Health Discussion Paper 2 (Policy and Practice). 2010.
4. Martínez G M, Alonso A, Bes-Rastrollo M. Conceptos de salud pública y estrategias preventivas. 1st ed. Barcelona: Elsevier España, S.L.; 2013.
5. Camarelles Guillem F. Los retos de la prevención y promoción de la salud, y los dPAPPS. Atención Primaria. 2018; 50:1-2.
6. Strasser T. Reflections on Cardiovascular Diseases. Interdisciplinary Science Reviews. 1978;3(3):225-230.
7. Royo M, García García J. Salud pública y epidemiología. 1st ed. Madrid: Ediciones Díaz de Santos; 2006.
8. Marzo-Castillejo M, Melús Palazón E, Bellas Beceiro B. Recomendaciones para el cribado del cáncer de mama con mamografía en población de riesgo medio. Actualización PAPPS 2012. Atención Primaria. 2012;44(6):366-367.
9. Villaseñor Chávez D, Guzmán Esquivel J. Prevención cuaternaria. Revista Mexicana de Urología. 2015;75(3):123-125
10.Segura A. Prevención, iatrogenia y salud pública. Gaceta Sanitaria. 2014;28(3):181-182.
11.Kaye T. Poem: 'Just a GP'. British Journal of General Practice. 2019;69(689):615-615.
12.Martins C, Godycki-Cwirko M, Heleno B, Brodersen J. Quaternary prevention: reviewing the concept. European Journal of General Practice. 2018;24(1):106-111.
13.Norman A, Tesser C. Quaternary prevention: a balanced approach to demedicalisation. British Journal of General Practice. 2018;69(678):28-29.
14.American Diabetes Association. 6. Glycemic targets: Standards of Medical Care in Diabetes 2020. Diabetes Care 2020;43 (Suppl. 1):S66–S76

15.Lopes R, Rordorf R, De Ferrari G, Leonardi S, Thomas L, Wojdyla D et al. Digoxin and Mortality in Patients With Atrial Fibrillation. Journal of the American College of Cardiology. 2018;71(10):1063-1074.

16.Declaración de Alma-Ata. En: Conferencia Internacional sobre Atención Primaria de Salud, Alma-Ata, URSS, 6-12 de septiembre de 1978. Rusia: Organización Mundial de la Salud; 1978.

17.The Ottawa Charter for Health Promotion. [en línea]. Organización Mundial de la Salud; 2016. [fecha de acceso 1 de diciembre de 2019]. URL disponible en: https://www.who.int/healthpromotion/conferences/previous/ottawa/en/

18.Martínez Hernández J. Nociones de salud pública. 2nd ed. Madrid: Ediciones Díaz de Santos; 2014.

19.Díaz Brito Y., Pérez Rivero J., Báez F., Conde Martín M. Generalidades sobre promoción y educación para la salud. Revista Cubana de Medicina General Integral. (La Habana) 2012;28 (3): 299-308.

20.Salud Pública y comunitaria. Málaga: Vértice; 2010.

21.Consenso de Shangai sobre ciudades saludables. En: 9.ª Conferencia Mundial de Promoción de la Salud. Shangai: Organización Mundial de la Salud; 2016.

22.9.ª Conferencia Mundial de Promoción de la Salud. [en línea]. Organización Mundial de la Salud; 2016. [fecha de acceso 1 de diciembre de 2019]. URL disponible en: https://www.who.int/healthpromotion/conferences/9gchp/resources/es/

23.De la Fuente Hernández J, Sifuentes Valenzuela M, Nieto Cruz M. Promoción y educación para la salud en Odontología. 1st ed. México D.F: El Manual Moderno; 2014.

24.MacMillan F, Karamacoska D, El Masri A, McBride K, Steiner G, Cook A et al. A systematic review of health promotion intervention studies in the police force: study characteristics, intervention design and impacts on health. Occupational and Environmental Medicine. 2017;74(12):913-923.

25.Mele D., Casullo C. Manual de promoción de la salud: experiencias provinciales. 1a ed. Buenos Aires: Ministerio de Salud de la Nación; 2010.

26.Tobón Correa O, García Ospina C. Fundamentos teóricos y metodológicos para el trabajo comunitario en salud. Manizales: Editorial Universidad de Caldas. Ciencias para la Salud; 2004.

CAPÍTULO 6

Marco Fabricio Bombón Caizaluisa
Relación Médico, Paciente y Acompañante

RELACIÓN MÉDICO, PACIENTE Y ACOMPAÑANTE

"Los seres humanos que viven en este universo, no solamente necesitan de cosas y objetos tangibles para ser felices; en ocasiones y muy de repente, requieren de la naturalidad y belleza de ser escuchados afablemente, sin importar la hora , ni el momento." Fabricio Bombon C.

Introducción

Desde los inicios de la Medicina, durante su evolución y desarrollo, se ha conferido especial importancia, a la relación médico-paciente, por ser la clave para el éxito en la gestión asistencial. La práctica de la Medicina, concierta la ciencia y la tecnología, con la aplicación de conocimientos y valores. Esta combinación gira alrededor, de la interacción médico-paciente, elemento necesario para que la acción del profesional de la Salud pueda intervenir en las necesidades del enfermo. (1)

Dentro de las relaciones humanas: la del médico-paciente, es una de las más complejas e intensas, ya que tanto el uno como el otro, dependen mutuamente; de su deseo de sanar y de su compromiso en el proceso terapéutico. Es una interacción entre personas, que tiene su origen en el quehacer clínico y constituye el núcleo fundamental de la medicina. (2)

La asistencia médica: se cimienta en el nexo que se establece entre el médico y su paciente, y la buena práctica depende, en gran medida, de la calidad de la correspondencia de ayuda que se pueda lograr. Las relaciones interpersonales pueden ser de distintos tipos, algunas de carácter superficial y otras de mayor complejidad, como la que debe tener lugar entre el profesional de la Salud y su paciente, en la cual el médico; en su condición competitiva, debe estar dispuesto a brindar su ayuda, en forma humanitaria y sensible, ya que sobre el descansa el nivel de satisfacción de la atención médica. (5)

El vínculo del médico y el paciente, debe considerarse como; un sistema, donde deben estar presentes: el médico, el paciente y la enfermedad, sea orgánica o funcional. Además; queda incluida la familia, la comunidad, los servicios asistenciales; con los cuales tienen que interactuar los integrantes de ese binomio para desarrollar la atención. (3)

Definición

La relación médico-paciente (RMP), es una compatibilidad interpersonal, de tipo profesional, que sirve de base a la gestión de salud, y que a su vez está influenciada o determinada por diversos componentes de carácter económico, profesional, jurídico, psicológico, moral, ético y estético. (4)

También, la podemos definir como aquella concomitancia asimétrica, modulada por factores sociales y culturales, que se da en un plano intelectual y técnico; pero también afectivo y ético, que sólo será perfecta si el profesional aspira a la virtud, es decir, a la excelencia. (4)

En resumen, el nexo médico-paciente; es un paralelismo interpersonal con connotaciones éticas, filosóficas y sociológicas, que no puede propiciarse, si el médico no establece con el enfermo una relación temporal, solidaria y profesional, en la que el desgaste laboral del galeno, puede repercutir en muchos casos de forma negativa en su salud física y mental, y sus consecuencias comprometen su trato con los pacientes. Esta comunicación se torna negativa cuando facilita la comisión de iatrogenia, errores médicos y la infracción o falta médica. (5)

Relaciones interpersonales

Los vínculos interpersonales pueden ser de distintos tipos, algunas de carácter superficial y otras de mayor complejidad, como la que tiene lugar entre el médico y su paciente, en la cual el médico en su condición de profesional debe estar dispuesto a brindar su ayuda; en forma humanitaria y sensible. (5). Esta relación ha existido desde los albores de la historia y ha variado de acuerdo con los cambios que ha experimentado a través de los tiempos, desde la mentalidad mágica dominante en las sociedades primitivas, hasta la mentalidad técnica que prevalece en los tiempos actuales. (6)

Características de la relación médico- paciente

El médico debe estar consciente, que su simultaneidad profesional e interpersonal con el paciente debe estar caracterizada por:

- El respeto que inspira su investidura técnica en una profesión de alto contenido social.
- La expectativa por parte de la población de que manifieste un comportamiento adecuado a su alta responsabilidad.
- Su condición de piedra angular en la prestación de un servicio de gran significación humana como es: promover o restablecer la salud.
- Demandar una constante disposición a la relación de ayuda sin aspiración de reciprocidad.
- Requerir del facultativo el planeamiento cuidadoso de cada una de sus acciones; para evitar errores de grandes potencialidades iatrogénicas. (6)

Resulta de suma importancia en la coexistencia entre médico y el paciente, tener en cuenta las características personales de ambos. Por parte del médico, es fundamental que conozca su carácter, sus debilidades, su nivel de información, hasta donde puede manejar una situación determinada y cuando debe recurrir a otro colega. Debe tomar en cuenta el gran significado profesional de su prestigio científico y social. (6)

Otros aspectos a tener en cuenta en esta relación son: los objetivos que persiguen el paciente, el estado afectivo de uno y otro y la posición de los mismos. El médico como profesional, por lo general es ubicado por el paciente en una posición de superioridad, por lo que el profesional de la Salud, debe con su actuación, equilibrar esta situación. Otro aspecto fundamental en la relación médico- paciente (RMP), lo constituyen las vías de comunicación. Esta comunicación puede ser: verbal por medio de la palabra, la extraverbal por medio de gestos, expresiones faciales, el tacto, sobre todo al realizar el examen físico y por último el instrumental utilizado como complemento. (6)

Clasificación

- **La relación activo-pasiva:** es aquella que se establece con enfermos en estado de coma, o que se encuentran en una situación que no les permite establecer una relación más participativa, como es el caso del paciente con un edema agudo del pulmón. (6)
- **La relación cooperativa guiada**: es la que se establece con pacientes que están en condiciones de cooperar en su diagnóstico y tratamiento, como ocurre en algunas enfermedades agudas (neumonía, por ejemplo) y crónicas como la hipertensión arterial. (6)
- **La relación de participación mutua,** no sólo contempla el cumplimiento del tratamiento, sino el control en discusión frontal de situaciones y actitudes relacionadas con la causa y evolución de la enfermedad. (6)

Particularidades de la Relación Médico Paciente

La coexistencia, entre los profesionales del equipo de salud y los pacientes, ha cambiado progresivamente desde la década de los sesenta. La revolución tecnológica y científica ha impulsado estos cambios, pero también han incidido los factores sociales, culturales, políticos y económicos. (1)

Internacionalmente, existe una evidente deuda con la formación humanística, que dificulta la adquisición de las necesarias habilidades comunicativas; para interactuar adecuadamente con el paciente y su entorno, además de limitar la capacidad para comprender el proceso salud-enfermedad en su multidimensionalidad, lo cual impacta de manera desfavorable en la calidad de la práctica asistencial diaria. (1)

Todo lo anterior obliga a conjugar a la vez los diferentes principios éticos, normas deontológicas y convicciones propias para no dañar, hacer el bien y respetar al paciente. (1)

La Entrevista Médica

La entrevista médica, es la herramienta fundamental para obtener una anamnesis fidedigna y establecer una relación médico-paciente sólida, perdurable y productiva. La habilidad para conducirla debe aprenderse y debe perfeccionarse mediante el estudio, la práctica y la auto-observación. Una entrevista tiene valor terapéutico cuando el enfermo encuentra en el médico capacidades de respeto, interés, autenticidad y conexión. (1)

La entrevista es una conversación con un propósito definido entre el entrevistador y los entrevistados. Cualquier persona es lo suficientemente capaz para establecer una conversación, pero no todas las personas poseen el entrenamiento y conocimientos para realizar una entrevista. (7)

La conferencia médica, es la herramienta diagnóstica más poderosa con que cuenta el médico y una fuente importante de la obtención de datos primarios. Se caracteriza por su complejidad; ya que en ella están presentes factores cognoscitivos, afectivos y conativos orientados hacia el diagnóstico, la relación médico-paciente y el tratamiento. Es un proceso comunicativo por excelencia, cuya efectividad requiere del dominio de los preceptos metodológicos esenciales que la distinguen y del entrenamiento por parte del profesional de las ciencias médicas, para llevar a cabo las acciones de salud correspondientes en aras de promover la salud, prevenir y curar enfermedades. (7)

El médico, para llevar a cabo un diálogo de calidad, requiere de una gran información acerca del paciente, tanto de las que obtiene por la vía de la historia clínica, como por la vía del interrogatorio y del examen físico, en cada uno de los cuales, hará énfasis durante la entrevista, tanto en los aspectos subjetivos como objetivos, pero en el proceso de la entrevista médica, se establece una relación médico- paciente, donde el factor afectivo juega un rol importante. (7)

Por tanto, la entrevista, puede definirse como el encuentro, con objetivos profesionales, del facultativo con el enfermo, y constituye el marco temporal, espacial y metodológico, donde se desarrolla la mayor parte del ejercicio asistencial en el ámbito de la salud. (7)

Etapas de la Entrevista Médica

La entrevista tiene varias etapas: recepción, identificación, interrogatorio, examen físico, elaboración de hipótesis diagnósticas, manejo de exámenes complementarios, información, medidas terapéuticas y despedida. De estas, el interrogatorio es la más importante, es una de las mejores herramientas diagnósticas del facultativo.

La anamnesis constituye el recurso clínico más difícil y que más tiempo lleva dominar, es la herramienta diagnóstica más poderosa del médico pues el diagnóstico puede lograrse con ella sola; entre un 60-90%, el resto se basa en el examen físico y complementarios. El dominio del interrogatorio concierne a todo médico clínico, es decir, a todo médico que en su trabajo profesional atiende a pacientes de manera personal y continuada, asumiendo con ellos el diagnóstico, tratamiento y seguimiento; pero concierne de una manera muy especial al internista y al especialista de atención primaria. (7)

Gráfico No 1:

Metas De La Comunicación Médica

- Promover el vinculo y la colaboración entre el medico y el paciente
- Lograr aumentar:
a. La precisión en la definición de los problemas presentado por el paciente y en sus diagnósticos
b. La eficiencia de la entrevista-un mejor diagnostico con un plan de manejo aceptado por el paciente todo en un tiempo adecuado
c. El apoyo al paciente
- Mayor satisfacción del paciente y del medico
- Mejorar los "outcmes" o logros de la atención

Fuente: Moore P, Gomez G. La comunicación médico-paciente: ¿Cuáles son las habilidades efectivas?. Rev Med Chile 2010; 138: 1047-1054.

Gráfico No 2 :
Habilidades De La Comunicación Medica de la Guia Calgary Cambridge

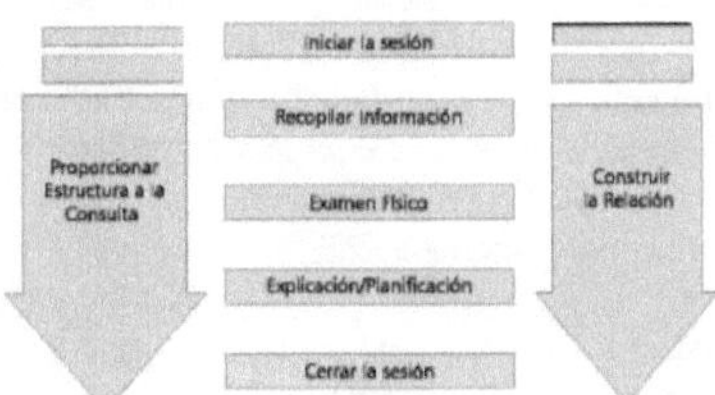

Fuente: Moore P, Gomez G. La comunicación médico-paciente: ¿Cuáles son las habilidades efectivas?. Rev Med Chile 2010; 138: 1047-1054.

Modelos de la relación médico paciente
En la interacción del enfermo con el médico y el equipo de salud, basada en la comunicación y la disposición para conseguir objetivos comunes, como son la prevención de enfermedades, preservación y recuperación de la salud, con rehabilitación y reintegración al núcleo familiar, social y en ocasiones laboral, existen varios modelos del nexo médico-paciente; cuatro son los más importantes y comúnmente aceptados. (9)

Modelo paternalista: En el que prevalece la actitud autoritaria del médico que dirige las acciones, indica y/o realiza los procedimientos diagnósticos terapéuticos, mientras que el enfermo sólo acata las indicaciones, sin que se tomen en cuenta su opinión, dudas o temores. Es una relación tipo sujeto-objeto en la cual, aunque se trata de beneficiar al enfermo, no se respetan su autonomía, su libertad, su capacidad y derecho a decidir. Este modelo es frecuente en México y países latinoamericanos, sobre todo en el medio rural. (9)

Modelo dominante: En contraste con el anterior, es el enfermo quien, de acuerdo con sus conocimientos o bien por la información obtenida, pide o exige que, de acuerdo con el diagnóstico establecido, se realicen determinados procedimientos terapéuticos. Es una relación tipo sujeto-objeto que suele ocurrir cuando el médico tratante tiene poca experiencia. En estos casos el abuso de autonomía del enfermo puede ser perjudicial. (9)

Modelo de responsabilidad compartida: En este modelo se establece una buena comunicación, se informa al enfermo y la familia, lo referente a su enfermedad, el diagnóstico, el tratamiento y el pronóstico, así como la posibilidad de complicaciones. Se aclaran sus dudas y se trata de disipar sus temores; se discuten las alternativas y en forma conjunta se toma la mejor decisión. En este modelo intervienen la autonomía, la libertad y el juicio del paciente, en relación a lo que quiere o lo que espera, todo ello bajo la orientación del médico tratante. Es una relación tipo sujeto-sujeto, por lo que debe ser deseable tratar de implementarla. (9)

Modelo mecanicista: En él, la atención se lleva a cabo de acuerdo con disposiciones administrativas estrictas; se siguen protocolos de manejo rígidos, el enfermo no elige al médico tratante y no siempre es atendido por el mismo médico lo cual interfiere en la relación médico-paciente. El exceso de burocracia y trámites administrativos retarda el tratamiento y deteriora la relación, que es de tipo sujeto-objeto. Este modelo es frecuente en la medicina institucional, aunque también ocurre hoy día, en la atención proporcionada por empresas prestadoras de servicios y por compañías de seguros. La terminación de la relación médico-paciente puede darse por la falta de colaboración del enfermo o sus familiares, falta de empatía o incompatibilidad en sus valores morales, imposibilidad física o técnica del médico para atender al enfermo, falta de los recursos materiales y humanos para una adecuada atención, interferencia de los familiares, persona responsable u otros médicos, petición explícita del enfermo, familiares o del propio médico. (9)

Momentos de la relación médico-paciente

La relación clínica comprende cinco momentos principales:

*   El momento cognoscitivo, que integra todas aquellas operaciones cuyo fin es el conocimiento de la enfermedad (diagnóstico nosológico); el conocimiento del sujeto que la padece y que la vive de una manera personal e intransferible (diagnóstico clínico); así como también el conocimiento del curso de la enfermedad y de sus potenciales consecuencias.

- El momento afectivo, que comprende las emociones y sentimientos propios de la relación clínica que experimentan médico y paciente.
- El momento operativo, que corresponde a la conducta y a los procedimientos que aplica el médico, en la atención del paciente.
- El momento ético, que entraña la sujeción a las normas que regulan la conducta del médico en marco de la relación clínica.
- El momento histórico – social, que comprende los aspectos sociales del médico, del paciente, de la enfermedad y de la propia relación. (10)

Relación médico paciente y la bioética
Ayudar al individuo, sano o enfermo, en la ejecución de las actividades que contribuyen a conservar la salud o a su recuperación, que sin duda el sujeto llevaría a cabo él solo si dispusiera de la fuerza necesaria (11).

En los últimos años, la ética médica ha sido muy influenciada por los avances en derechos humanos y al desarrollo de la biomedicina. La ética médica que trata fundamentalmente problemas planteados por la práctica de la medicina está relacionada estrechamente con la bioética, con un enfoque que aborda los problemas morales derivados de los avances en las ciencias biológicas de manera más general; y a su vez está relacionada estrechamente con el derecho. Muy a menudo, la ética prescribe niveles de conducta más altos que los del derecho y a veces la ética exige que el médico desobedezca las leyes que piden una conducta antiética. (11)

La bioética es importante y se define como el estudio sistemático de la conducta moral, así pues, podemos recalcar que, a lo largo de la carrera misma, la historia de la asistencia sanitaria se encuentra orientada de dos formas, la de garantizar el desarrollo de la vida y la de alejar la muerte; sus principios son: la beneficencia, la no maleficencia, la autonomía y la justicia, después de esto podemos deducir que el personal de salud se encuentra expuesto día a día a varios problemas bioéticos los cuales tienen un mediano a alto grado de complejidad entre los cuales podemos encontrar:

- La Confidencialidad e informatización de los Hospitales.
- La objeción de conciencia de los profesionales, la subordinación, relacionada con el disentimiento ante órdenes médicas, protocolos de actuación (testigos de Jehová), la política asistencial de determinadas instituciones sanitarias.
- La autonomía del enfermo que en ocasiones se presenta de manera radical. Y relacionado con esa autonomía: el consentimiento informado, las demandas judiciales, el gasto sanitario, entre otras cosas. (11)

Conclusiones

Finalmente, en el escenario actual en el que se desenvuelve la actividad médica, hay una creciente conciencia de replantear el quehacer profesional centrando la atención de la salud en la persona humana. El nuevo profesionalismo que se promueve implica, un renovado compromiso por la atención del paciente sobre la base de la excelencia profesional, una actitud compasiva y respetuosa de la dignidad de la persona humana, la responsabilidad y el altruismo, que a su vez se sustentan en una correcta aplicación de los principios éticos y las normas legales que regulan el ejercicio de la profesión, encuadrado todo ello en una continua y sólida preparación científico y técnica, que haga posible la calidad y la seguridad en la asistencia del paciente tanto en el plano individual como en el colectivo. (10)

En resumen, la relación médico-paciente, es una relación interpersonal con connotaciones éticas, filosóficas y sociológicas, que no puede propiciarse si el médico no establece con el enfermo una relación temporal, solidaria y profesional, en la que el desgaste laboral del médico puede repercutir en muchos casos de forma negativa en su salud física y mental, y sus consecuencias comprometer su trato con los pacientes. La relación médico-paciente negativa, facilita la comisión de iatrogenia, errores médicos y la infracción o falta médica.

El análisis de la literatura; permite concluir que para mejorar la relación de los profesionales de la medicina, con los usuarios del sistema de salud, resulta necesario poner en marcha diferentes estrategias y acciones que nos permitan captar más información, ganar confianza y así poder dar respuesta a las necesidades de los pacientes desde una perspectiva integral, lo que finalmente llevará a lograr mayores índices de satisfacción del usuario y del profesional. (1)

1. Sanchez D, Contreras Y. La relación médico-paciente y su importancia en la práctica médica. Revista Cubana de Medicina Militar. 2014;43(4):528-533.
2. Hernández L. Relación médico-paciente y la calidad de la atención médica. *Revista Conamed* 2018(9): 25-29.
3. Franco M, Tello M. La complejidad en la relación médico paciente: Una mirada actual. *Revista Científica Mundo de la Investigación y el Conocimiento.2019; 3(1):90-107.*
4. Cruz O, Fragoso M, González I.   La relación médico- paciente en la actualidad y el valor del método clínico. MediSur. 2010; 8(5): 110-120.
5. Sanchez A, Contreras Y. La relación médico-paciente y su importancia en la práctica médica. Rev Cub Med Mil. 2014; 43(4).
6. Rodriguez H. La relación médico-paciente. Rev Cub Salud Pubica. 2006; 32(4).
7. Birsy C, Piloto A. La entrevista médica, pilar fundamental en el diagnóstico médico. Rev 16 de abril. 2014; 52(255): 131-133.
8. Moore P, Gomez G. La comunicación médico-paciente: ¿Cuáles son las habilidades efectivas?. Rev Med Chile 2010; 138: 1047-1054.
9. Arrubarrena V. La relación médico- paciente. Rev Cirujano General. 2011; 33(2).
10. Mendoza ,A .   La relación médico paciente: consideraciones bioéticas. *Revista Peruana de Ginecología y Obstetricia.* 2017; *63*(4), 555-564.
11. Mejía A, Romero Hilda. La relación médico paciente: el desarrollo para una nueva cultura médica. *Revista Médica Electrónica.* 2017; *39*(1), 832-842.

CAPÍTULO 7

Andrea Stefania Villarreal Zambrano
Violencia de Género

VIOLENCIA DE GÉNERO

"La fuerza no proviene de la capacidad física sino de la voluntad indomable"
  Mahatma Gandhi

Desde la antigüedad la violencia es un defecto que se presenta de manera latente en nuestra sociedad, utilizada para someter a un grupo o individuo que se encuentra en un estado de sumisión o dependencia, dicho acto se puede presentar de manera evidente o inadvertida. En el curso de la historia se ha tratado de identificar cada forma de expresión de violencia, e implementar medidas que puedan contrarrestarla para así lograr construir un mundo de igualdad y respeto sin vulnerar a nuestros semejantes.

Según su origen etimológico la palabra *"violencia"* proviene del latín *violentia*, que a su vez viene de *vis* que significa "fuerza" y – *olentus* "abundancia", la palabra género al igual viene del latín *genus, generis* (estirpe, linaje, nacimiento, clase o tipo)(1). De acuerdo con la Organización Mundial de Salud, la violencia se define como: *"El uso intencional de la fuerza o el poder físico, de hecho o como amenaza, contra uno mismo, otra persona o un grupo o comunidad, que cause o tenga muchas probabilidades de causar lesiones, muerte, daños psicológicos, trastornos del desarrollo o privaciones".*(2)

Dependiendo contra quien se ejerza el acto de violencia, esta se puede dividir en tres categorías:

•Violencia autoinflingida: lesiones a si mismo o conducta suicida.
•Violencia interpersonal: aquella que puede desarrollarse entre sujetos con parentesco incluidos menores, pareja y ancianos, al igual entre sujetos sin parentesco.
•Violencia colectiva: incluye la social, política y económica.

Según la naturaleza de los actos de violencia esta puede desarrollarse de forma física, sexual y psicológica, también se debe incluir los actos de omisión y descuido. (2)

La expresión violencia de género fue difundida a partir del Congreso sobre la Mujer realizado en Pekín en 1995, expresión proveniente de la traducción del inglés gender violence o gender-based violence, es un término consolidado por la ONU la cual lo define como: "todo acto de violencia que tenga o pueda tener como resultado un daño o sufrimiento físico, sexual o psicológico para la mujer, así como las amenazas de tales actos, la coacción o la privación arbitraria de la libertad, tanto si se producen en la esfera pública como en la privada, abarca la violencia doméstica, los delitos por cuestión de honor, crímenes pasionales, la trata de mujeres y niñas, prácticas tradicionales nocivas para la mujer incluida la mutilación genital femenina, matrimonio precoz y forzado, infanticidio, explotación sexual comercial y económica". (3)

Dentro de las principales problemáticas de salud pública de un país la violencia de género y de derechos humanos juega un papel importante, de forma generalizada la violencia contra la mujer se refleja como violencia de pareja y violencia sexual, a nivel internacional y mediante una serie de estudios realizados antes del año 1999 en 35 países, se evidencia que entre el 10% y el 52% de las mujeres fueron víctimas de maltrato físico y del 10% al 30% de violencia sexual por parte de su pareja o conyugue. Los abusos sexuales se presentan alrededor del 10% al 27% en cualquier etapa de su vida. (4). Alrededor del mundo el 38% de femicidios se debe a la violencia conyugal y cerca del 7% han sido violentadas sexualmente por una persona ajena a su pareja. (5)

En Ecuador la violencia de género se ha vuelto una constante, creando una situación de alarma e inseguridad en toda la población, la cual afecta de manera negativa el estilo de vida de las mujeres, desde la década de los 80 esta problemática social ha sido manifestada, alrededor de los años 90 es expresada como violencia intrafamiliar exclusivamente, en Ecuador en 1994 se requiere al Estado asumir la rectoría de este tema, tras lo cual se inauguran las primeras Comisarias de la Mujer y la Familia; la ley contra la violencia de la mujer y la familia es promulgada en el año 1995. (6)

El Decreto Ejecutivo N°620 declara como política de Estado la erradicación de la violencia de género hacia la niñez, adolescencia y mujeres en el año 2007, mediante el "Plan nacional de erradicación de la violencia de género", mediante la constitución se nos especifica como "Estado de derechos" el cual debe asegurar a los ciudadanos el derecho a una "vida libre de violencia en el ámbito público y privado" (Art.66.3.b).(6)

En Ecuador 6 de cada 10 mujeres han sido víctimas de algún tipo de violencia de género que sobrepasa el 50% en todas las provincias del país (figura 1), siendo la violencia psicológica la más prevalente con un 53,9%, la violencia sexual se encuentra presente en 1 de cada 4 mujeres, todo acto de violencia de género como ya lo hemos expresado puede presentarse por individuos dentro del núcleo familiar o fuera de este, sin embargo de acuerdo a las encuestas realizadas por el INEC (2011) el 87,3% de la violencia física proviene de sus relaciones de pareja. (6)

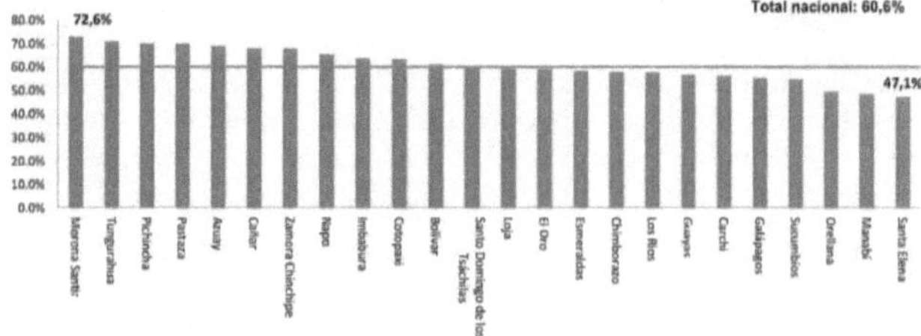

Figura 1: Mujeres que han vivido violencia de género a nivel provincial. INEC 2011

Se reconoce que dichos actos son independientes de estado civil, etnia, edad, instrucción, nivel socioeconómico sin embargo se encuentra de manera recurrente en mujeres divorciadas, pertenecientes a grupos indígenas y afro ecuatorianos (figura2), aquellas que cuentan con menor nivel de instrucción académico, de edad temprana cuando se inició la relación de pareja y en niveles económicos más bajos. (6)

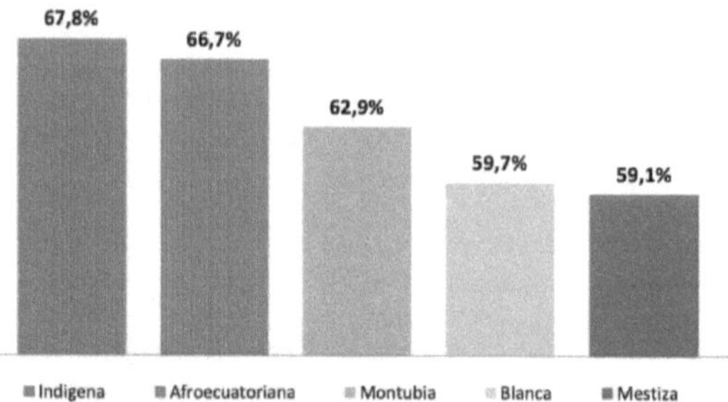

Figura 2: Mujeres que han vivido algún tipo de violencia de genero por autoidentifcicación étnica. INEC 2011.

La Ley Orgánica Integral para Prevenir y Erradicar la Violencia contra las Mujeres define los diferentes tipos de violencia:

Violencia física: se considera todo acto u omisión que cause o pudiera producir daño o sufrimiento físico, dolor o muerte, al igual que cualquier forma de maltrato o agresión, castigo corporal, que aflija la integridad física, provocando o no lesiones las cuales pueden ser internas o externas. (7)

Violencia psicológica: a la acción, omisión o patrón de conducta dirigido a causar perjuicio emocional, disminución de autoestima, menosprecio de la dignidad personal e identidad cultural; también el ejercer control de la conducta, comportamiento, creencias mediante actos de humillación, intimidación. Todo acto que perturbe la estabilidad psicológica y emocional. (7)

Violencia sexual: actos que vulneren o restrinjan el derecho a la integridad sexual y reproductiva mediante el uso de la fuerza, amenaza coerción e intimidación, la cual también considera la violación dentro del matrimonio u otras relaciones de parentesco, transmisión deliberada de enfermedades de trasmisión sexual, prostitución forzada, trata para explotación sexual, esterilización forzada, acoso sexual o abuso. (7)

Desde el año 2014 al 2017 se observa un crecimiento en el número de femicidios a nivel nacional, los cuales se evidencian con datos recolectados por el INEC (2018) (figura 3). (8) El femicidio según el Código Orgánico Integral Penal en el art.141 lo define como *"La persona que, como resultado de relaciones de poder manifestadas en cualquier tipo de violencia, de muerte a una mujer por el hecho de serlo o por su condición de género, será sancionada con pena privativa de libertad de veintidós a veintiséis años"* más agravantes. (9)

Código DPA	Provincia	2014	2015	2016	2017
1	Azuay	0	2	3	9
2	Bolivar	0	0	1	2
3	Cañar	0	1	2	1
4	Carchi	0	0	0	0
5	Cotopaxi	1	0	0	6
6	Chimborazo	1	3	0	4
7	El Oro	1	3	4	5
8	Esmeraldas	1	2	1	6
9	Guayas	4	7	14	15
10	Imbabura	1	1	4	1
11	Loja	0	2	4	2
12	Los Rios	1	2	3	8
13	Manabí	2	7	6	11
14	Morona Santiago	0	0	0	0
15	Napo	0	1	0	0
16	Pastaza	1	0	0	0
17	Pichincha	5	13	17	24
18	Tungurahua	3	3	2	4
19	Zamora Chinchipe	0	0	0	1
20	Galápagos	0	0	0	0
21	Sucumbios	1	2	2	3
22	Orellana	0	3	1	3
23	Santo Domingo de los Tsachilas	4	2	4	1
24	Santa Elena	1	1	1	3
99	Zona no delimitada	0	0	0	0
	NACIONAL	27	55	70	97

Notas:
*Información desde el 10 de agosto 2014. Se incluye un caso sentenciado como feticidio, a pesar de que la infracción fue antes de la tipificación de este delito en el Código Orgánico Integral Penal (COIP).
**Información con corte 02 de Nero de 2018. Datos sujetos a variación.

Figura 3: Número de víctimas de femicidios según año y provincia de infracción (2014-2017). Atlas de Género INEC. 2018 (8)

El Ciclo de la Violencia de Lenore Walker

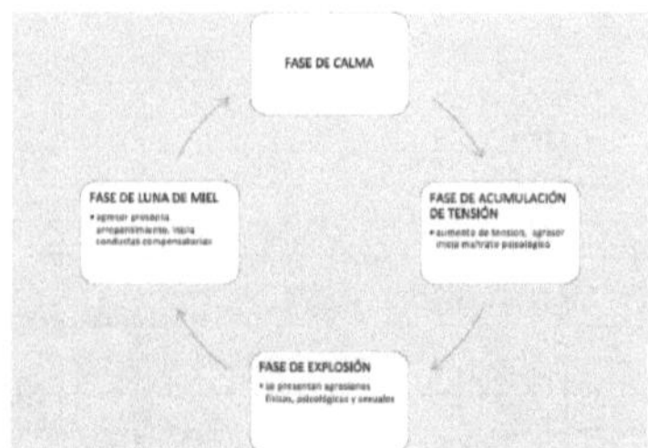

Elaboración: Autora

Como promotores de salud, es de suma importancia saber reconocer y actuar de manera eficaz frente a un paciente que sufra violencia de género, ya que podemos ser el primer nivel de contacto, mediante identificación de lesiones, o somatización de disturbios psicológicos. Se debe priorizar brindar una atención integral y multidisciplinaria e interinstitucional, tratando no revictimizar al afectado.

El equipo de trabajo frente a víctimas de violencia de género debe estar conformado por: médico, psicólogo, enfermera y trabajadora social. El sistema de salud ha implementado la creación de "salas de primera acogida" las cuales son espacios físicos que brindan atención especializada en situaciones de emergencia por violencia de género y peritajes en casos de violencia sexual. (10)

La atención integral de la víctima debe cumplir con lo siguiente:

- Mantener una atención sensible y no discriminatoria
- Garantizar la confidencialidad
- Garantizar la no revictimización
- Cumplir con las especificaciones del consentimiento informado
- Realizar contención emocional e intervención en crisis
- No abandonar al paciente hasta que se complete todo el procedimiento
- En casos de violencia sexual, el responsable debe garantizar el seguimiento de los casos, que incluye tamizaje, tratamiento profiláctico, y seguimiento en los tiempos respectivos
- Informar a la autoridad competente. (10)

Existen ciertos factores de riesgo que pueden predisponer a las mujeres a sufrir violencia de género entre ellos podemos encontrar el haber sufrido violencia en la infancia o intrafamiliar, la presencia de un dominio del hombre sobre la mujer en la relación de pareja, normas que inciten la desigualdad de género, uso nocivo de alcohol o sustancias por parte de la pareja, falta de acceso a la educación y empleo, los cuales durante la anamnesis deben ser indagados por el médico para identificar probables víctimas. (11)

Durante la entrevista y valoración médica existen ciertos hallazgos que nos pueden guiar a la sospecha de que una mujer sufre violencia de género, como por ejemplo:

- Afecciones de la psiquis: depresión, ansiedad, trastorno por estrés postraumático (TEPT), trastornos del sueño, psicosis puerperal transitoria
- Predisposición al suicidio o autoagresión
- Consumo de alcohol o de otras sustancias psicotrópicas
- Dolores crónicos (idiopáticos)
- Trastornos digestivos crónicos idiopáticos, síndrome de colon irritable
- Síntomas genitourinarios idiopáticos, infecciones urinarias o renales frecuentes
- Resultados reproductivos adversos, múltiples embarazos no deseados o abortos, retraso en los controles prenatal y nacimientos con complicaciones como prematurez, bajo peso al nacer

- Trastornos reproductivos idiopáticos, dolor pelviano y disfunción sexual (frigidez, dispareumia, anorgasmia)
- Hemorragias vaginales reiteradas e infecciones de transmisión sexual incluido VIH/SIDA
- Lesiones traumáticas físicas recurrentes con una historia no congruente, fracturas, lesiones oculares, lesiones abdominales/torácicas/genitales, equimosis
- Afecciones del sistema nervioso central: cefaleas, problemas cognoscitivos, hipoacusia;
- Consultas reiteradas por molestias de salud sin diagnóstico evidente
- Intromisión de la pareja durante la consulta (12)

La OPS – OMS plantean un método encargado de proveer una atención práctica que responda a las necesidades emocionales y físicas de la afectada, al igual de brindarle seguridad y apoyo, llamado *"apoyo de primera línea"* donde se realizan un conjunto de actividades que pretende resguardar a la víctima, las cuales se resumen mediante el acrónimo ANIMA, en donde:

- **A:** Atención al escuchar
- **N:** No juzgar y validar
- **I:** Informarse sobre las necesidades y preocupaciones, aquí la víctima pondrá en claro sus necesidades físicas, emocionales o económicas, además de presentar su preocupación por su integridad, en este nivel se debe identificar si la paciente necesita ser ingresada por cuadros de urgencia tanto físicos o psiquiátricos es decir si presenta ideas o intentos de suicidio. Podemos ayudarnos aplicando los seis componentes del cuidado en salud física:
- Realice la historia clínica y el examen físico
- Trate todas las lesiones físicas
- Proporcione anticoncepción de emergencia
- Prevenga las infecciones de transmisión sexual
- Prevenga la infección por el VIH
- Elabore un plan de autocuidado de salud
- **M:** Mejorar la seguridad
- **A:** Apoyar, tratar de poner en contacto a la agraviada con otros recursos de

Si la mujer revela haber sufrido agresión sexual se debe prever embarazo e infecciones de transmisión sexual, la profilaxis postexposición contra el VIH debe iniciarse lo antes posible dentro de las primeras 72 horas tras el abuso y la anticoncepción de emergencia de igual manera debe instaurarse lo más pronto posible hasta los primeros cinco días siguientes a la relación sexual, esta se puede realizar mediante la administración de la píldoras de emergencia la cual se compone de 1,5 mg de levonorgestrel en dosis única, si no se contara con este método se puede implementar la administración de píldoras combinadas de estrógenos y progestágenos en dos dosis de 100 µg de etinilestradiol más 0,5 mg de levonorgestrel cada 12 horas, posterior a esto implementar la atención en anticoncepción si desea la paciente. (13)

Como ya lo hemos establecido anteriormente muchas de las mujeres que sufren violencia de género suelen acudir de manera retardada por atención médica, si esto llegase a ocurrir en casos de abuso sexual que sobrepase los 5 días posteriores a la agresión se debe aplicar de igual manera el apoyo de primera línea junto ANIMA, además de, ofrecer tratamiento y prevención de las enfermedades de transmisión sexual, administrar la vacuna contra la hepatitis B, realizar prueba de embarazo y VIH. (13)

En conclusión debemos recordar que la violencia de género es un mal presente de manera cotidiana en nuestra sociedad, el cual no diferencia y puede llegar afectar a todas las mujeres en cualquier etapa de su vida y por más de una ocasión, como proveedores de salud debemos prevenir estos actos de agresión que dañan en toda la esfera física y psicológica a la víctima, hasta llevarla a su muerte, debemos tener presente que solo podemos tener un contacto o varios con la afectada en el cual debemos actuar de manera temprana y brindar la atención y el apoyo necesario.

1. VIOLENCIA, GENERO. Etimologias de Chile-Diccionario que explica el origen de las palabras. [fecha de acceso 27 de noviembre del 2019]. URL disponible en: http://etimologias.dechile.net

2. Uv.mx. (2014). Violencia y Salud mental. [online] Available at: https://www.uv.mx/psicologia/files/2014/11/Violencia-y-Salud-Mental-OMS.pdf [Accessed 27 Nov. 2019].

3. Lundsteen M, Martinez U, Palomera J. Actas del XIII Congreso de Antropología de la FAAEE [Internet]. Tarragona: Universitat Rovira i Virgili; 2014 [cited 27 November 2019]. Available from: https://books.google.com.ec/books?id=HZBuCAAAQBAJ&pg=PA5287&lpg=PA5287&dq=Congreso+sobre+la+Mujer+celebrado+en+Pek%C3%ADn+en+1995+bajo+los+auspicios+de+la+ONU+violencia+de+genero&source=bl&ots=_vussHZvna&sig=ACfU3U0Di9qr-BhrteIM9HI5c6_-mTVBog&hl=es-419&sa=X&ved=2ahUKEwjt0raoqKrmAhUGrVkKHVmyCDAQ6AEwA3oECAcQAQ#v=onepage&q=Congreso%20sobre%20la%20Mujer%20celebrado%20en%20Pek%C3%ADn%20en%201995%20bajo%20los%20auspicios%20de%20la%20ONU%20violencia%20de%20genero&f=false

4. OMS. Estudio multipaís de la OMS sobre salud de la mujer y la violencia doméstica [Internet]. Apps.who.int. 2005 [cited 27 November 2019]. Available from: https://apps.who.int/iris/bitstream/handle/10665/43390/924359351X_spa.pdf?sequence=1

5. OMS. Estimaciones mundiales y regionales de la violencia contra la mujer, Prevalencia y efectos de la violencia conyugal y de la violencia sexual no conyugal en la salud [Internet]. Apps.who.int. 2013 [cited 27 November 2019]. Available from: https://apps.who.int/iris/bitstream/handle/10665/85243/WHO_RHR_HRP_13.06_spa.pdf;jsessionid=305978715D1DAAFAEC28B1A0ECEDED81?sequence=1

6. INEC. Encuesta Nacional de Relaciones Familiares y Violencia de Genero Contra las Mujeres [online]. Ecuadorencifras.gob.ec. 2011 [cited 27 November 2019]. Available from: https://www.ecuadorencifras.gob.ec/documentos/web-inec/Estadisticas_Sociales/sitio_violencia/presentacion.pdf

7.   Ley Orgánica Integral para Prevenir y Erradicar la Violencia contra las Mujeres [online]. Ecuador: Asamblea Nacional Republica del Ecuador; 2018 [fecha de acceso 27 de noviembre del 2019]. URL disponible en: https://www.igualdadgenero.gob.ec/wp-content/uploads/2018/02/REGISTRO-OFICIAL-LEY-ORGA%CC%81NICA-INTEGRAL-PARA-PREVENIR-Y-ERRADICAR-LA-VIOLENCIA-CONTRA-LAS-MUJERES.pdf

8.   INEC. Atlas de Género [online]. Ecuadorencifras.gob.ec. 2018 [cited 27 November 2019]. Available from: https://www.ecuadorencifras.gob.ec/documentos/web-inec/Bibliotecas/Libros/Atlas_de_Genero_Final.pdf

9.   Dra. Yépez Andrade D. El Femicidio en el COIP [online]. Derechoecuador.com. 2014 [cited 27 November 2019]. Available from: https://www.derechoecuador.com/el-femicidio-en-el-coip

10. MSP del Ecuador. Norma Técnica de Atención Integral en Violencia de Género [Internet]. Quito; 2014 [cited 30 November 2019]. Available from: https://bibliotecapromocion.msp.gob.ec/greenstone/collect/promocin/index/assoc/HASH3af9.dir/doc.pdf

11. OMS. Violencia contra la mujer Respuesta del sector de la salud [online]. Apps.who.int. 2013 [cited 30 November 2019]. Available from: https://apps.who.int/iris/bitstream/handle/10665/87060/WHO_NMH_VIP_PVL_13.1_spa.pdf?sequence=1

12. OMS-OPS. Respuesta a la violencia de pareja y a la violencia sexual contra las mujeres. Directrices de la OMS para la práctica clínica y las políticas [online]. Iris.paho.org. 2014 [cited 3 December 2019]. Available from: http://iris.paho.org/xmlui/bitstream/handle/123456789/7705/WHORHR13_10_esp.pdf?ua=1

13. Organización Panamericana de la Salud. Atención de salud para las mujeres que han sufrido violencia de pareja o violencia sexual. Manual clínico [Internet]. Iris.paho.org. 2016 [cited 7 December 2019]. Available from: http://iris.paho.org/xmlui/bitstream/handle/123456789/31381/OPSFGL16016-spa.pdf?ua=1

CAPÍTULO 8

Jorge Luis Arriaga Alcarras
Violencia y Maltrato Infantil

VIOLENCIA Y MALTRATO INFANTIL

*"La medicina ha prolongado nuestra vida, pero no nos
ha facilitado una buena razón para seguir viviendo". –
Miguel Delibes*

El 25 de abril es el día mundial contra el Maltrato Infantil. Esto crea daños irreparables en las futuras generaciones. La OMS, define a la violencia como "el uso deliberado de la fuerza física o el poder, contra uno mismo, otra persona, grupo o comunidad, causando lesiones, muerte, daños psicológicos, etc.(1) En Ecuador, las cifras de Maltrato y Violencia son preocupantes. Según la Agenda Nacional para la Igualdad Intergeneracional del Ecuador: 33% de niñas, niños y adolescentes, han sido golpeados por sus padres, 47% de madres y padres usan el castigo físico como un medio de "educación", y además el suicidio es la primera causa de muerte en adolescentes a nivel nacional entre adolescentes. (2,3)

A nivel mundial, la violencia y maltrato infantil puede aumentar problemas de salud mental y física, tales como: depresión y embarazo no deseado hasta enfermedades cardiovasculares, diabetes y enfermedades de transmisión sexual. (4,5)

 La OMS en uno de sus objetivos plantea prevenir la violencia mediante estrategias científicamente sólidas, concebidas y aplicadas en función de las causas responsables a nivel individual, familiar, comunitario y social. (1)

Definición
El maltrato infantil se define como la acción, omisión o el trato negligente, no accidental, que prohibe al niño de sus derechos o de su bienestar, amenazando su desarrollo físico, psíquico o social, en donde participan familias, instituciones o la propia sociedad. (6)

Factores de Riesgo

Relacionados con el niño

Varón, recién nacido pretérmino, retraso psicomotor, discapacidades, enfermedad crónica, hiperactividad, fracaso escolar, hijastros. (7)

Relacionados con los padres
Padres maltratados en la infancia, alcoholismo, drogadicción, padres adolescentes, bajo nivel socioeconómico, aislamiento social, carencia de experiencia en el cuidado del niño. (7)
Relacionados con el entorno y nivel cultural: desempleo, hacinamiento, hijos no deseados, familia numerosa, exceso de disciplina. (7)

Indicadores de malos tratos:

-Físicos
Muy sugerentes. Infecciones de transmisión sexual en niñas prepúberes, embarazo en adolescente joven, lesiones genitales o anales sin traumatismo justificable, heridas con forma de objeto, quemaduras no accidentales, alteración del nivel de conciencia sin causa aparente, abombamiento de la fontanela, hemorragias retinianas, fracturas costales posteriores, fracturas diafisiarias espiroideas, síndrome del niño zarandeado se produce tras sacudir a un niño sosteniéndolo por el tórax lo que produce un movimiento de sacudida de la cabeza con movimientos de aceleración y deceleración del encéfalo, pudiendo producirse hematomas subdurales, hemorragias retinianas y fracturas. (7,8)

-Inespecíficos
Dolor o sangrado vaginal o rectal, enuresis (se produce deceleración del encéfalo) o encopresis, dolor abdominal, hematomas en distinto momento evolutivo. (8)

-Comportamentales
Agresividad, ansiedad, desconfianza, conductas autolesivas, fracaso escolar, "actitud paralítica" en consulta (se deja hacer todo sin protestar) o por el contrario, reacción exagerada ante cualquier contacto. (7)

-Paternos
Retraso en buscar ayuda médica (demanda diferida), historia contradictoria o no coincidente con los hallazgos médicos, cambios frecuentes de médico. (7)

Tipos de maltrato infantil

Maltrato psicológico o emocional (MTP)
Muy difícil de detectar. Sin embargo, se sospecha cuando los cuidadores infligen un daño al niño, y se manifiesta como un estrés emocional o una conducta maladaptativa. (8)

Se trata del hostigamiento verbal por medio de insultos, desacreditaciones, ridiculizaciones, así como la indiferencia y el rechazo explícito o implícito hacia niños, niñas y adolescentes. (9)

Maltrato físico (MTF)
En donde actúa la fuerza física sobre niño, niña o adolescente ocasionando perjuicios para su salud, supervivencia y desarrollo integral. Se incluyen en este concepto desde lanzar objetos, tirones de pelo, tirones de oreja, golpes, etc. (8)

El Bullying es una forma de intimidación no sexual, que se perpetra con la intención de dañar, ya sea física o psicológicamente. (12)

Negligencia (NGC)
Se define como la desatención y abandono por parte de un progenitor u otro miembro de la familia que está en condiciones de proveer salud, educación. (10)

Abuso sexual infantil (ASI)
Ocurre cuando una niña, niño o adolescente se ve involucrado en actividades sexuales no acordes al nivel evolutivo, cognitivo o social esperado para la edad de la víctima. (8)

Existe contactos sexuales e interacciones entre un niño y un adulto; este utiliza al niño para estimularse sexualmente él mismo o a otra persona. (10,11)

Violencia y maltrato infantil según las edades

Período prenatal y nacimiento
Los niños pueden estar expuestos a la violencia en todas las etapas de su crecimiento, incluso dentro del útero. El aborto es considerado como una forma de violencia. Según el niño crezca es la violencia física la que predomina junto con abuso sexual. (8)

Diagnóstico/ pruebas complementarias.
Se debe realizar una adecuada anamnesis tanto a los padres como al menor, siempre con un testigo. En la exploración física se deben buscar signos de malnutrición, poca higiene, ropa inadecuada, equimosis, alopecia circunscrita por arrancamiento. En los huesos se han de localizar signos de fracturas y hemorragias retinianas. (3)

Pruebas complementarias:

* -Análisis de sangre con hemograma, bioquímica y coagulación/TC/RM cerebral.
* -Ecografía transfontanelar: En pacientes con irritabilidad sin causa aparente, alteración de conciencia, fontanela abombada, etc.
* -Radiografías/serie ósea: para valorar fracturas o callos de fractura a otros niveles.
* -Fondo de ojo: siempre ante una sospecha de malos tratos, el hallazgo de hemorragias retinianas puede dar información del mecanismo lesional. (8,13)

Tratamiento
Además del tratamiento específico que requiera el paciente: médico, quirúrgico, psicológico, etc., se debe asegurar la protección del niño, redactando un informe completo para entregar a las autoridades judiciales. (11) En los casos en que el diagnóstico no sea definitivo, o existan dudas al respecto, se puede ingresar al paciente en el hospital para completar el estudio sin riesgo para el niño. En el caso de que la sospecha no sea consistente puede avisarse a los servicios sociales para que realicen un seguimiento por el trabajador social. (13,14)

Consecuencias del maltrato y la violencia en la infancia.

La violencia en la infancia puede llegar a ser destructiva. El daño va mucho más allá del trauma y el miedo inmediatos, se extiende a través de muchos aspectos de la vida de un niño, afecta su salud y educación. (13, 14,15) La violencia puede provocar depresión y problemas de conducta, estrés postraumático, ansiedad y trastornos alimentarios. Estos impactos en la salud mental pueden hacer que los jóvenes sean más vulnerables al abuso de sustancias y a la mala salud sexual y reproductiva. (3)

Figura 6
Consecuencias de la violencia en el comportamiento y la salud

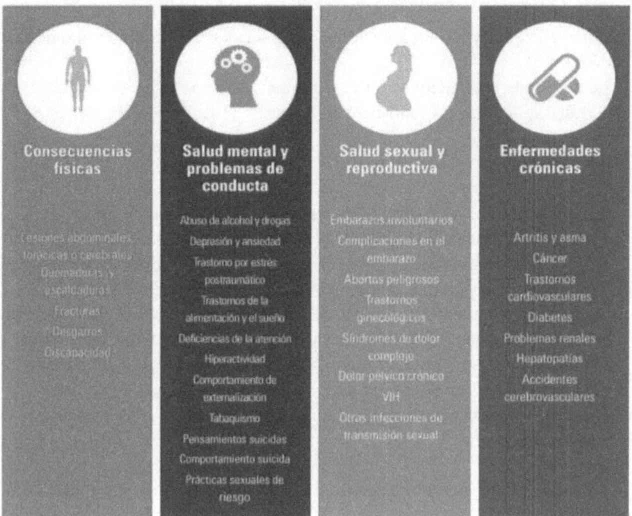

Fuente: Organización Mundial de la Salud. Informe sobre la situación mundial de la prevención de la violencia 2014. Ginebra: OMS; 2014.

Prevención del maltrato y violencia infantil.

Los esfuerzos de prevención deben dirigirse a los impulsores de la violencia en varios niveles (individual, de relación, comunitario y social), reforzando reformas legislativas: Códigos integrales y especializados de niñez y adolescencia y Códigos penales que tipifiquen la tortura en casos de violencia. (14) Por lo tanto, el Estado tiene la obligación de proteger a los niños, garantizar sus derechos constitucionales y prevenir cualquier forma de abuso infantil, incluso si ocurre en la privacidad de los hogares. (15)

Las estrategias comprobadas para prevenir la violencia y maltrato infantil se agrupan en tres grupos:

- -Mejorar la educación de los padres, o personas cercanas sobre el cuidado de los niños.
- - Incorporar la prevención de la violencia en instituciones y servicios.
- -Eliminar las causas profundas de la violencia. (14)

Propuestas para erradicar el maltrato y violencia infantil

- Erradicar el trabajo infantil, la mendicidad y la situación de calle.
- Promover la protección y atención especializada en el sistema de justicia.
- Combatir la desnutrición, la malnutrición y promover una vida saludable.
- Fortalecer los programas de desarrollo infantil y educación inicial.
- Prevenir y erradicar las violencias en la escuela, la familia y la vida cotidiana asegurando la restitución y reparación de los derechos.
- Promover la desinstitucionalización de centros de acogimiento, evitar la separación de la familia y/o garantizar formas alternativas de cuidado
- Proteger los derechos de niñas y niños para erradicar la discriminación y violencia.(2)

En Ecuador ¿Qué medidas se toma para afrontar la violencia y maltrato infantil?

Uno de los Objetivos de Desarrollo del Milenio es "Poner fin al maltrato, la explotación, la trata y todas formas de violencia y tortura contra niños", a través del marco normativo de protección frente a la violencia. (6,15)

UNICEF desarrolla intervenciones junto al gobierno nacional, organizaciones de la sociedad civil, la Academia y la cooperación internacional para contribuir a que el desarrollo de niños, niñas y adolescentes se dé en contextos libres de violencia, y con un sistema de protección integral que prevenga la vulneración de sus derechos y los restituya bajo los principios de interés superior y prioridad absoluta. (1)

Las acciones implementadas por UNICEF Ecuador apuntan a tres grandes líneas prioritarias de intervención:

Fortalecimiento del Sistema Descentralizado de Protección Integral de Niñez y Adolescencia
Fortalecer las instituciones centrales en materia de política pública de niñez y adolescencia, y capacitar a los Gobiernos Autónomos Descentralizados, con quienes trabajan bajo la metodología de modelaje para reforzar buenas prácticas y apoyar a que se mejore la atención a niñas y niños a nivel local. (1,14)

Prevención y respuesta a la violencia contra niños, niñas y adolescentes
UNICEF trabaja en el fortalecimiento de la respuesta del Estado en casos de niñas, niños y adolescentes que han sido víctimas de violencia sexual. Esto con la finalidad de evitar la revictimización de la víctima y reducir los niveles de impunidad.(14) Además, junto a la Fiscalía General del Estado y el Consejo de la Judicatura, apoyan el Protocolo de Entrevista Forense, como una herramienta técnica de escucha especializada que recoge los principales estándares para guiar una entrevista y obtener la mejor calidad de información en el momento de la develación de un hecho que sirva de testimonio en el juicio y no le revictimice, acorde con el principio del Interés Superior del Niño.(1,16)

Modalidades alternativas de cuidado para niños, niñas y adolescentes
UNICEF Ecuador trabaja con el Gobierno nacional y la Red Convivencia para promover la implementación de modalidades alternativas de cuidado, y conseguir su instauración como normas técnicas en el Ministerio de Inclusión Económica y Social (MIES).

Las normas incluyen lineamientos de Acogimiento Familiar, Apoyo Familiar y Custodia con familia ampliada. (14) Además, como parte del proceso de desinstitucionalización de niños, niñas y adolescentes separados de su medio familiar, UNICEF trabaja con el MIES y la Red Convivencia en la construcción de un manual dirigido a los adolescentes para quienes no es posible su reunificación familiar. El manual tiene previsto establecer los lineamientos y herramientas técnicas necesarias para conseguir los procesos de emancipación de los adolescentes. Se espera contar con el documento en el 2020. (1)

Conclusiones
- Fortalecer los servicios de protección especial o implementación de servicios especializados a nivel local de atención directa a niñas, niños y adolescentes.
- Los programas preventivos eficaces prestan apoyo a los padres y les aportan conocimientos y técnicas positivas para criar a sus hijos.
- La violencia contra los niños es universal, ocurre en todos los países, ricos o pobres, norte o sur.
- La violencia se presenta en todas las etapas de la infancia, desde el prenatal hasta los 18 años, y los niños y las niñas la experimentan de manera diferente.
- La violencia infantil inhibe la formación de capacidades e impone costos humanos y financieros sustanciales a las personas, familias, comunidades y sociedades.
- Una cuarta parte de todos los adultos manifiestan haber sufrido maltratos físicos de niños.
- El maltrato infantil causa alteraciones en la salud mental y física que perduran toda la vida, y sus consecuencias a nivel socioprofesional pueden, en última instancia, ralentizar el desarrollo económico y social de un país.
- La atención continua a los niños y a las familias puede reducir el riesgo de repetición del maltrato y minimizar sus consecuencias.

1. Maltrato infantil [en línea]. Organización Mundial de la Salud 2016. [fecha de acceso 17 de noviembre de 2019]. URL disponible en: https://www.who.int/es/news-room/fact-sheets/detail/child-maltreatment

2. Prevención de la Violencia [en línea]. Unicef Ecuador, Ministerio de Inclusión Económica y Social – MIES. Subsecretaria de Protección Especial. Encuesta Nacional de Violencia de Género y Agenda Nacional de las Mujeres e Igualdad de Género (2014-2017). [fecha de acceso 25 de noviembre de 2019]. URL disponible en: https://www.unicef.org/ecuador/informes/gu%C3%ADa-para-la-prevenci%C3%B3n-del-maltrato-infantil-en-el-%C3%A1mbito-familiar

3. "Poner fin al maltrato, la explotación, la trata y todas formas de violencia y tortura contra niños". La Agenda Nacional para la Igualdad Intergeneracional del Ecuador 2018. [fecha de acceso 25 de noviembre de 2019]. URL disponible en: https://www.igualdad.gob.ec/wpcontent/uploads/downloads/2019/04/informe_final_renctas2018.pdf

4. Sumner SA, Mercy JA; Saul J; Motsa-Nzuza N, Kwesigabo G, Buluma R et al. Prevalence of sexual violence against children and use of social services — seven countries, 2007–2013. Morbidity and Mortality Weekly Report, 64(21); 565–569, 2015.

5. MacMillan HL, Wathen CN. Research brief: Interventions to prevent child maltreatment. London, Ontario: Preventing Violence Across the Lifespan Research Network; 2014.

6. Organización Panamericana de Salud INSPIRE. Siete estrategias para poner fin a la violencia contra los niños y las niñas [en línea]. Washington, D.C: OPS, 2017. [fecha de acceso 20 de noviembre de 2019]. URL disponible en: http://iris.paho.org/xmlui/bitstream/handle/123456789/33741/9789275319413-spa.pdf?sequence=7&isAllowed=y

7. Grupo CTO. Manual CTO de Pediatría. 10 ª.ed. Madrid. CTO Editorial 2018

8. Grupo de atención al maltrato infantil de la Sociedad Española de Urgencias de Pediatría. Aproximación al manejo del maltrato infantil en la urgencia. Madrid: ERGON; 2015.

9. Organización Panamericana de la Salud. La prevención de la violencia juvenil: panorama general de la evidencia. Washington, DC: OPS, 2016. [fecha de acceso 24 de noviembre de 2019]. URL disponible en: http://iris.paho.org/xmlui/bitstream/handle/123456789/28248/9789275318959_spa.pdf?sequence=5&isAllowed=y

10. Toolkit on mapping legal, health and social services responses to child maltreatment. Ginebra: Organización Mundial de la Salud; 2015. [fecha de acceso 28 de noviembre de 2019]. URL disponible en: https://apps.who.int/iris/bitstream/handle/10665/155237/9789241549073_eng.pdf?sequence=1

11. End All Corporal Punishment of Children[en línea]. Londres: Global Initiative 2018. [fecha de acceso 26 de noviembre de 2019]. URL disponible en: https://endcorporalpunishment.org/

12. Sumner SA, Mercy JA; Saul J; Motsa-Nzuza N, Kwesigabo G, Buluma R et al. Prevalence of sexual violence against children and use of social services — seven countries, 2007–2013. Morbidity and Mortality Weekly Report, 64(21); 565–569, 2015.

13. Gancedo Baranda A. Abordaje integral del maltrato infantil. En: AEPap (ed.). Curso de Actualización Pediatría 2017. Madrid: Lúa Ediciones 3.0; 2017.p. 535-43.

14. Prevención de la Violencia [en línea]. Unicef Ecuador, Ministerio de Inclusión Económica y Social – MIES. Subsecretaria de Protección Especial. Encuesta Nacional de Violencia de Género y Agenda Nacional de las Mujeres e Igualdad de Género (2014-2017). [Fecha de acceso 25 de noviembre de 2019]. URL disponible en: https://www.unicef.org/ecuador/prevenci%C3%B3n-de-violencia.

15. González Catalina. Programa Global de UNODC (United Nations Office on Drugs and Crime) sobre la Violencia contra los Niños, Niñas y Adolescentes en el Ámbito de la Prevención del Delito y la Justicia Penal. [diapositiva]. Bogotá: 2015,19 diapositivas.

16. MacMillan HL, Wathen CN. Research brief: Interventions to prevent child maltreatment. London, Ontario: Preventing Violence Across the Lifespan Research Network; 2014.

CAPÍTULO 9

William Ruben Mayorga Ortiz
Atención Integral Al Anciano

ATENCIÓN INTEGRAL AL ANCIANO

"Envejecer es como escalar una gran montaña: mientras se sube las fuerzas disminuyen, pero la mirada es más libre, la vista más amplia y serena."
Ingmar Bergman

Introducción.

La población en general presenta un envejecimiento acelerado, considerando que la expectativa de vida es de 72 años a nivel de todo el mundo, al referirnos a América Latina según datos de la OPS 2018 es 75 años, mientras que a nivel de nuestro país la esperanza de vida es de 80 años (1).

El envejecimiento atrae la disminución de la capacidad física, el deterioro cognitivo de un individuo, pudiendo influir esto en la presencia de enfermedades y posteriormente discapacidades, los riesgos para que problema son; antecedentes familiares, estilo de vida poco saludable que junto con los aspectos psico sociales influirá en la condición de dependencia que posteriormente presente el adulto mayor, así como su entorno social (2). Por esta razón, la magnitud de los problemas en esta etapa deberán ser superadas en busca de un envejecimiento saludable (3).

Capacidad funcional intrínseca

El envejecimiento saludable se define como el proceso de desarrollar y mantener la capacidad funcional, que permite el bienestar en la vejez. La capacidad funcional es conceptualizada como la facultad de un individuo para realizar las actividades de la vida diaria, sin la necesidad de supervisión (2).

Valoración Geriátrica Integral

Es un proceso multidisciplinario enmarcado en la prevención del deterioro y las áreas personales, funcionales, psicológicas y médicas, así como también su entorno social e interacción familiar (8). Permite identificar las necesidades de atención en problemas comunes como de aquellos donde se ve envuelto el aspecto psicológico, la capacidad mental, el estado nutricional, algunos aspectos sociales y riesgos latentes de dependencia.

Además, permite diseñar estrategias de intervención y control de factores de riesgo, para la preservación de la autonomía de la persona y la mantención de su capacidad funcional (3).

Se recomienda realizar una valoración geriátrica integral a todos los pacientes adultos mayores por lo menos una vez en el año en atención primaria (9).

Evaluación funcional (actividades básicas de la vida diaria)
La funcionalidad se refiere a la capacidad para realizar las actividades de la vida diaria y vivir de manera independiente (10).

Valoración Médico Biológica-Evaluación Farmacológica.
Se considera como polifarmacia al uso de 5 o más fármacos, incluyendo la terapia alternativa, esto contribuye al incremento de reacciones adversas, iatrogenia e ingresos hospitalarios (11).

La presencia de eventos adversos en pacientes ancianos podría relacionarse con prescripciones potencialmente inapropiadas, detectadas por algunos criterios STOPP/STAR, que ayudan a indicar cuales fármacos se deben evitar y cuales se deben recomendar (12)

Además, se puede utilizar los criterios de Beers (anexo 4) para la utilización inadecuada de medicamentos en el adulto mayor (12).

Procurar estas acciones en todo paciente anciano con polifarmacia (12):

- Disminuir la cantidad de fármacos administrados (si es posible)
- Iniciar nuevos fármacos con dosis bajas e incrementar lentamente
- Pensar siempre en efectos secundarios de la medicación

Evaluación de problemas de visión y audición en el paciente geriátrico
Entre la población de adultos mayores la disminución de la agudeza visual y auditiva puede tener consecuencias importantes en la calidad de vida, socialización e independencia funcional.

Se recomienda una revisión periódica (anual) de agudeza visual mediante la cartilla de Snellen o la aplicación Peek Acuity, realizada por un oftalmólogo con fondo de ojo, sobre todo en las personas con diabetes mellitus, hipertensión arterial y glaucoma. Otro estudio es la campimetría por confrontación que permite descubrir consecuencias de una afección cerebrovascular. (13).

Para evaluar la audición se recomienda realizar durante la consulta en atención primaria la prueba de la agudeza auditiva con el tic tac del reloj de pulso y la prueba de la voz susurrada o del susurro (para dificultades de comprensión), que consiste en pronunciar diez palabras en susurro a 15 cm de distancia trasera del paciente y se considera alterada si no logra repetir el 50% de las mismas, si esto ocurre se recomienda derivar al especialista correspondiente (13).

Evaluación de incontinencia urinaria en el paciente geriátrico
Entre la población de adultos mayores la incontinencia urinaria es mayor. La prevalencia de incontinencia urinaria es mayor en mujeres (14).

La deficiencia de estrógenos actúa como un componente etiológico frecuente en la nicturia e incontinencia urinaria en la mujer (14).

En la evaluación clínica inicial basta con la información del paciente para establecer el diagnóstico, considerando algunos diferenciales como la infección de vías urinarias, atrofia vaginal, polifarmacia entre otros (14).

Evaluación nutricional del adulto mayor
La encuesta Mini Nutritional Assessment (MNA) identifica en forma temprana el riesgo de malnutrición en el adulto mayor (Anexo 5). Realizar en cada consulta la encuesta Mini Nutritional Assessment (MNA) además de medir y hacer seguimiento de la talla, peso, índice de masa corporal, circunferencia braquial y de pantorrilla (15).

Recomendación del esquema vacunación en el adulto mayor
En el ámbito de la vacunación de enfermedades prevenibles en adultos mayores se recomienda aplicación de vacunas (16).

- Antineumocóccica.- Se recomienda colocar 1 sola dosis de 0,5 ml intramuscular en el músculo deltoides y se refuerza a los 5 años. Efectos adversos dolor e inflamación del sitio de administración.
- Influenza estacional Triv.- Se aplica 1 dosis de 0.5 ml Intramuscular en musculo deltoides. De preferencia al 1er Contacto y en tiempo pre invernal o invernal. Los efectos adversos son dolor, inflamación e incremento de temperatura en zona de aplicación.
- Toxoides Tetánico/Diftérico (dT).- Se recomienda si no ha sido vacunado aplicar primera dosis a partir de los 60 años, luego 2 dosis con intervalo de 4 semanas y la siguiente al año de la primera. Su administración es intramuscular de preferencia en el glúteo. Revacunación a los 10 años.

Evaluación de estado mental, psicoafectivo y depresión

El Mínimo Examen del Estado Mental (MMSE) es útil como instrumento de detección del deterioro cognoscitivo, su aplicación lleva cerca de 10 minutos y puede ayudar a identificar en forma temprana estos trastornos (Anexo 6) (17).

En el paciente adulto mayor que se sospeche deterioro cognoscitivo realizar el MMSE puede ser útil como prueba inicial (17).

La escala de depresión geriátrica (Geriatric Depression Scale) (GDS) puede ser una herramienta útil para la detección de depresión en adultos mayores (Anexo 7) (18).

Recomienda aplicar el GDS de 15 reactivos para la detección de depresión en el paciente geriátrico. Referir al paciente cuando el resultado del GDS sea mayor o igual 6/15 puntos (18).

Actuación ante problemas de salud en el adulto mayor

Deterioro Cognitivo

En un adulto mayor con problemas de demencia o deterioro cognitivo se recomienda que el paciente tenga siempre una tarjeta de identificación donde coste nombre, domicilio y teléfono de contacto.

El familiar debe ayudarle a que mantenga independencia y que tengan una rutina diaria de baño, vestimenta, actividad física y alimentación. Hablar de forma clara con términos que puede comprender. Finalmente entender su estado de enfermedad. (19).

Trastornos neuro sensoriales
Visión
Si el adulto mayor usa lentes mantenerlos limpios, usar pañuelos suaves para limpiarlos. Iluminar y mantener los pasillos, escaleras y cuartos de manera adecuada y ordenada. (20).

Audición
Si el adulto mayor tiene pérdida de la audición es necesario un control anual, en caso de sordera o uso de audífonos los familiares deben apoyar emocionalmente, bajar el volumen del audífono en habitaciones con ruido excesivo y verificar que esté funcionando correctamente. (20).

Ulceras cutáneas
La vestimenta y ropa de cama deben conservarse limpias y secas. Incentive la actividad física según capacidad funcional e indique cambios de posición si no se moviliza y permanece en cama. En caso de incontinencia secar el área genital para evitar enrojecimiento, prurito o descamación. (21).

Disfagia
En la población anciana más frecuente es la afectación orofaríngea teniendo más relación con ACV, Alzheimer, Parkinson y Neoplasia de cabeza o cuello. Se debe evaluar en la anamnesis la forma de evolución, modificaciones en la consistencia de los alimentos o dieta, presencia de tos o sensación de ahogo en la deglución y pérdida de peso. En el examen físico realizar valoración motora, es decir, movilidad labial, lingual, sensibilidad y reflejos. (2)

Delirio
Se recomienda a los familiares mantener el entorno familiar y con noticias al día, involucrar al paciente con otras personas y permitir que adquiera o conserve habilidades diarias mediante crucigramas, dibujo, pintura, tareas.

Mantener la mente ocupada en actividades recreativas o comunitarias. (22).

Síndrome de Caídas e Inmovilidad

Recomendar actividad física para mantener el tono muscular y la flexibilidad. Utilizar zapatos de suela antideslizantes con taco bajo de buen soporte y comodidad para el pie. Evitar los pisos en mal estado, húmedos y con desnivel. No utilizar alfombras, se sugiere instalar pasamanos en escaleras. En personas encamadas o con parálisis de algún miembro ayudar al cambio constante de posición y movimiento (22). Realizar en los pacientes escala de Tinetti. (Anexo 8).

Toda la casa debe tener iluminación adecuada, los muebles y adornos no deben interrumpir el paso. En el baño se debe tener barrederas dentro y fuera de la ducha y junto al inodoro poner gomas antideslizantes (23). En el cuarto tener cerca una lámpara y teléfono de preferencia junto a la cama. En la cocina colocar los utensilios y víveres en lugares bajos de fácil acceso. (24).

Iatrogenia medicamentosa

Para evitar sobredosificación o interacciones medicamentosas llevar siempre lo recetado a la consulta médica. El médico debe enviar claramente por escrito las indicaciones y verificar que el paciente entienda como debe tomar el medicamento (cantidad, horario, dosis). Indicar al paciente que no se debe automedicar o tomar pastillas en nueva sintomatología. (25).

Intervenciones de atención social a la salud

Estimulación física

La actividad física en los adultos mayores es de tipo recreativo o de desplazamiento, actividades ocupacionales o ejercicios programados diariamente según condición física y si vive solo o con familiares.

La OMS recomienda: "los adultos de 65 en adelante dediquen 150 minutos semanales a realizar actividades físicas moderadas aeróbicas o algún tipo de actividad física vigorosa aeróbica durante 75 minutos o una combinación equivalente de actividades moderadas y vigorosas.

La actividad se practicará en sesiones de 10 minutos como mínimo y 3 días o más a la semana" (16).

Estimulación mental

Se recomienda realizar plasticidad neural, estimulación cognitiva y ejercicios de memoria, concentración y percepción (26).

Estimulación emocional

Es un proceso educativo, continuo y permanente, que tiene como objetivo la potenciación y el desarrollo de las competencias emocionales. Se desea ayudar al adulto mayor a expresar sus sentimientos de miedo, temor, tristeza o ansiedad. Dar compañía, cuidado y comprensión para mejorar su autoestima. Valorar las necesidades religiosas o espirituales y manejo de duelo o crisis de nido vacío a presentarse. (26).

Evaluación Geriátrica en Atención Primaria

Es el diagnóstico estructurado que permitirá identificar y contabilizar problemas, valoración clínica, psicológica, mental y social del adulto mayor determinando sus capacidades y necesidades, para de esta manera proporcionar los cuidados o tratamientos que requiera con la finalidad de mejorar su salud (3).

Valoración funcional del anciano.

La valoración funcional del adulto mayor es una herramienta apoyada con la historia clínica geriátrica, que permitirá identificar la capacidad del anciano para realizar las actividades básicas de la vida diaria, como vestirse, bañarse, alimentarse, moverse y la continencia, que permitirá posteriormente desarrollar estrategias de intervención para cada problema (4).

Autonomía e Incapacidad

Autonomía es la capacidad que tiene la persona para desarrollar una vida lo más satisfactoria e independiente posible en los entornos habituales de la comunidad. También tiene que ver con el ejercicio de la sexualidad y la administración de sus destinos como actores y sujetos de sus acciones (5).

Incapacidad, es la carencia de condiciones, cualidades o aptitudes, físicas e intelectuales, que tiene una persona y no permiten el cumplimiento de sus funciones y desempeño de labores.

Instrumentales para la valoración funcional
Los instrumentales para valorar las actividades de la vida diaria (ABVD) son (2):

Índice de actividad de la vida diaria (Índice de Katz) Evalúa: (Anexo 1) (6).
Valora funcionalidad e independencia del adulto mayor. Consta de seis ítems ordenados en forma jerárquica secuencial con referencia en el orden en que los pacientes pierden o recuperan la independencia para realizar actividades básicas de vida diaria.

Cuando se evalúan por el índice de Katz, la dificultad o incapacidad, puede predecir una alta morbilidad, síntomas depresivos o deterioro cognoscitivo (6). (Nivel IIb / Grado B)

• Baño,
• Vestirse/desvestirse.
• Uso del retrete.
• Movilidad.
• Continencia.
• Alimentación

Índice de Barthel
Instrumento recomendado por la Sociedad Británica de Geriatría para evaluar las ABVD en el anciano, escala más conocida para la valoración funcional de pacientes con enfermedad cerebrovascular aguda (6). Su aplicación es fundamental en atención integral del anciano evalúa (**Anexo 2**):

• Baño.
• Vestido.
• Aseo personal.
• Uso del retrete.

- Transferencias (traslado cama-sillón).
- Subir/bajar escalones.
- Continencia urinaria.
- Continencia fecal.
- Alimentación.

La puntuación de la dependencia o independencia total o parcial en cada actividad con 0, 5, 10 o 15 puntos según la actividad. La puntuación mínima es 0, y la máxima, 100. Puntuaciones entre 0 y 40 suponen un deterioro funcional grave, entre 45 y 60, moderado, y mayores de 60, leve, la puntuación máxima es 100 lo cual indica total independencia (6).

Escala de incapacidad física de la Cruz Roja

Esta escala (desarrollada en el Hospital Central de la Cruz Roja de Madrid) destaca por la facilidad de su aplicación en la práctica, permite obtener una impresión rápida y cuantificada del grado de incapacidad que evalúa (Anexo 3): (7)

- AVD (actividades de la vida diaria)
- Ayuda instrumental para la deambulación.
- Nivel de restricción de movilidad.
- Continencia de esfínteres.

La puntuación: 0 = totalmente normal, 1 = realiza las AVD y deambula con alguna dificultad, 2= alguna dificultad para realizar las AVD y deambula con ayuda de un bastón o similar, 3= grave dificultad para casi todas las AVD, deambula con extrema dificultad ayudado por una persona e incontinente ocasional, 4= necesita ayuda para casi todas las AVD, deambula con extrema dificultad ayudado por dos personas e incontinente habitual, 5= inmovilidad en cama o sillón, dependiente total y cuidados continuos de enfermería (7).

Escala Plutchik.
Evalúa la diferenciación de pacientes poco dependientes de los independientes, aplica demencia senil (enfermedad mental).

- Alimentación.
- Incontinencia.
- Lavarse y vestirse.
- Caerse de la cama o sillón sin protecciones.
- Deambulación.
- Visión.
- Confusión.

La escala más utilizada para evaluar las AIVD es el índice de Lawton y Brody.

Diseño específicamente para su uso con población anciana de la comunidad en atención primaria y en consultas externas que evalúa (7).

- Usar el teléfono.
- Ir de compras.
- Preparar la comida.
- Realizar tareas del hogar.
- Lavar la ropa.
- Utilizar transportes.
- Controlar la medicación.
- Manejar el dinero

Puntuando entre 0 y 8 desde dependencia completa a máxima independencia.

Valoración socio ambiental del paciente adulto mayor en APS
Permite determinar los factores protectores que tiene el adulto mayor y utilizarlos como herramienta para su bienestar mejorando la calidad de vida y a su vez identifica factores de riesgo que ameritan vigilancia e intervención por personal médico, familiares y redes de apoyo que refuerzan la autopercepción y concepto del manejo de la muerte. (13)

Valorar a los cuidadores de los adultos mayores con la escala de Zarit (Anexo 9). Además, es importante identificar signos de maltrato, abuso, aislamiento social, conceptos claros de jubilación, muerte, problemas socio culturales, familiares para integrarlo a redes de apoyo y tratamiento. (5)

Criterios para la referencia a geriatría a segundo nivel de atención

1. Todo adulto mayor con edad ≥65 años con 2 o más dependencias para realizar actividades diarias.
2. Si presentan 3 o más comorbilidades con excepción de enfermedad renal crónica o insuficiencia hepática grave (Child C). (13)
3. Presencia de síndrome geriátrico que amerita valoración por especialidad
4. Deterioro cognitivo leve no filiado o moderado o delirium.
5. Se recomienda que tenga 2 o más factores de riesgo para referencia (13).

Criterios de referencia a servicio social de la salud

1. Pacientes adultos mayores de 60 años con alguna de las siguientes características (13):
2. Deterioro cognoscitivo leve y moderado.
3. Trastornos psicoafectivos.
4. Trastornos de la marcha y equilibrio.
5. Trastornos socio-familiares, incluyendo al cuidador colapsado.
6. Comorbilidad asociada y trastornos de la nutrición.

Cuidados al final de la vida
El adulto mayor presenta pérdida de la capacidad de comunicación que
se reduce en tres etapas

Etapa 1
Largas pausas entre frases y oraciones a causa de palabras olvidadas (27).

Etapa 2
Se reduce el periodo de atención. Aumenta la confusión y la desorientación (27).

Etapa 3
No es posible conectar con el intelecto, se pierde la capacidad de comunicación (27).

En la alimentación tener en cuenta que algunos babean por lo que se recomienda utilizar un jarro o pipeta. Si escupe descartar que no sea inicio de demencia. Asegurarse que pueda masticar si es difícil revisar la dentadura y colocar la comida en pedazos pequeños o blandos de fácil deglución. Finalmente, muchos de los adultos mayores ocupan herramientas que ayuda en su deambulación para realizar las actividades diarias (28).

1. Álvarez JC, Morales VG, Acosta TB, Acosta YC, Valladares. Evaluación del estado psicoafectivo, funcional y cognitivo en adultos mayores. [Internet]. 2018; [cited 16 de diciembre del 2019];10 :1–10.
2. Casado Verdejo I, Postigo Mota S, Vallejo Villalobos JR, Muñoz Bermejo L, Arrabal León N, Barcena Calvo C. Valoración geriátrica integral. Rev Enferm. [Internet]. 2015; [cited 19 de diciembre del 2019];38 :55–60.
3. Chiang H, Valdevenito R, Mercado A. Incontinencia urinaria en el adulto mayor. Rev Médica Clínica Las Condes. [Internet]. 2018 Mar; [cited 19 de diciembre del 2019]; 29(2):232–41.
4. Chile G de. Manual del cuidado de personas mayores dependientes y con pérdida de autonomía. Minsal [Internet]. 2019; [cited 17 de diciembre del 2019]; Available from: https://www.minsal.cl/portal/url/item/c2c4348a0dbd9a8be040010165012f3a.pdf
5. Chile PI de E gerontologicos de. Cuidado y Autocuidado de Salud del adulto mayor. [Internet]. 2015; [cited 20 de diciembre del 2019]; Available from: http://www.senama.gob.cl/storage/docs/cuidado-y-autocuidado-de-salud-del-adulto-mayor.pdf
6. Chile PUC de. Calidad de vida en la vejez. [Internet]. 2012; [cited 20 de diciembre del 2019]; Available from: redalyc.org/pdf/3606/360643422019.pdf
7. D'Hyver de las Deses C, D'Hyver de las Deses C. Valoración geriátrica integral. Rev la Fac Med [Internet]. 2017 [cited 16 de diciembre del 2019];60(3):38–54. Available from: http://www.scielo.org.mx/scielo.php?script=sci_arttext&pid=S0026-17422017000300038&lng=es&nrm=iso&tlng=es
8. Dickens C. Cuidados básicos a la persona mayor. [Internet]. 2014; [cited 12 de diciembre del 2019]; 57–102. Available from: https://www.auladae.com/pdf/cursos/capitulo/edad_avanzada.pdf
9. Edread M, Rodríguez R. Manual de cuidados generales para el adulto mayor disfuncional o dependiente. [Internet]. 2018; [cited 21 de diciembre del 2019]; Available from: https://fiapam.org/wp-content/uploads/2018/09/Manual_cuidados-generales.pdf
10. Ellis G, Gardner M, Tsiachristas A, Langhorne P, Burke O, Harwood RH, et al. Comprehensive geriatric assessment for older adults admitted to hospital. Vol. 2017, Cochrane Database of Systematic Reviews. John Wiley and Sons Ltd; [Internet]. 2017. [cited 16 de diciembre del 2019].

11.Geriatría IN de. Protocolo para la atención de las personas adultas mayores. [Internet]. 2017. [cited 21 de diciembre del 2019]; Iv. Available from: http://www.geriatria.salud.gob.mx/descargas/publicaciones/Protocolo_PAM.pdf

12.Pastor Cano J., Aranda García A., Gascón Cánovas J.J., Rausell V.J., Tobaruela Soto M.. Adaptación española de los criterios Beers. Anales Sis San Navarra [Internet]. 2015 Dic [citado 2020 Mar 18] ; 38(3): 375-385. Disponible en: http://scielo.isciii.es/scielo.php?script=sci_arttext&pid=S1137-66272015000300002&lng=es. http://dx.doi.org/10.4321/S1137-66272015000300002.

13.Instituto Mexicano del Seguro Social. Valoración Geronto-Geriátrica Integral en el Adulto Mayor Ambulatorio. Guía Evidencias y Recom Guía Práctica Clínica [Internet]. 2011; [cited 23 de diciembre del 2019]; 1–83. Available from: http://www.imss.gob.mx/profesionales/guiasclinicas/Pages/guias.aspx

14.Internacional AC de desarrollo, OPS. Atención general de la persona adulta mayor en Atención Primaria de la Salud. 2012; [cited 24 de diciembre del 2019]; Available from: https://www.paho.org/par/index.php?option=com_docman&view=download&category_slug=publicaciones-con-contrapartes&alias=187-protocolo-2-atencion-de-la-persona-adulta-mayor-en-aps&Itemid=253

15.Koren G, Nordon G, Radinsky K, Shalev V. Clinical pharmacology of old age. Expert Rev Clin Pharmacol [Internet]. 2019 Aug 3 [cited 18 de diciembre del 2019];12(8):749–55. Available from: https://www.tandfonline.com/doi/full/10.1080/17512433.2019.1632188

16.MSP Ecuador, ESQUEMA DE VACUNACIÓN FAMILIAR / ECUADOR 2019
[Internet]. 2019 [cited 17 de marzo del 2020];13(3):159–65. Available from: https://www.salud.gob.ec/wp-content/uploads/2019/04/Esquema_de_vacunacion_MSP_2019-18-02-2019.pdf

17.Millán-Calenti JC, Maseda A, Rochette S, Vázquez GA, Sánchez A, Lorenzo T. Mental and psychological conditions, medical comorbidity and functional limitation: differential associations in older adults with cognitive impairment, depressive symptoms and co-existence of both. Int J Geriatr Psychiatry [Internet]. 2011 Oct [cited 16 de diciembre del 2019];26(10):1071–9. Available from: http://doi.wiley.com/10.1002/

18.Ministerio de Salud de Chile. Orientación Técnica De Atención Integral Para Personas Mayores Frágiles En Unidades Geriátricas De Agudos (UGA). [Internet]. 2018. [cited 23 de diciembre del 2019];1–75 p.

19.OPS/OMS. Evaluación de la Estrategia Nacional de Inmunizaciones Ecuador 2017 [Internet]. 2017 [cited 28 de diciembre del 2019]. Available from: http://www.paho.org/ecu/index.php?option=com_docman&view=download&category_slug=inmunizaciones&alias=673-evaluacion-de-la-estrategia-nacional-de-inmunizaciones-ecuador-2017&Itemid=599

20.Petrina Jáuregui ME. Nutrición en el anciano. XVIII Curso de Actualización en Nutrición Clínica y Dietética. [En línea] [Fecha de acceso: 10 de diciembre de 2019]. URL disponible en: http://www.seen.es/docs/apartados/456/nutricion-anciano2012.pdf

21.Rodríguez Del Río E, Perdigones J, Fuentes Ferrer M, González Del Castillo J, González Armengol J, Borrego Hernando MI, et al. Atención Primaria Impacto de los resultados a medio plazo de la prescripción inadecuada en los pacientes ancianos dados de alta desde una unidad de corta estancia. Aten Primaria [Internet]. 2018 [cited 19 de diciembre del 2019];50(8):467–76. Available from: www.elsevier.es/ap

22.Román F, Santibáñez P, Vinet E V. Uso de las Escalas de Depresión Ansiedad Estrés (DASS-21) como Instrumento de Tamizaje en Jóvenes con Problemas Clínicos. Acta Investig Psicológica. [Internet]. 2016 Apr; [cited 23 de diciembre del 2019]; 6(1):2325–36.

23.Savio I, Sollazzo A. Guía de Cuidados de Salud Para Adultos Mayores Guía de Cuidados de Salud Para Adultos Mayores. ASSE [Internet]. 2015; [cited 24 de diciembre del 2019]; Available from: https://www.bps.gub.uy/bps/file/8115/1/_guia_del_adulto_mayor.pdf

24.Servicio de Atención Primaria, Planificación y Evaluación. Servicio Canario de Salud. Taller de formación y educación sanitaria para personas cuidadoras. [En línea] [Fecha de acceso: 10 de diciembre de 2019]. URL disponible en: http://www2.gobiernodecanarias.org/sanidad/scs/content/a56de54e-ed42-11dd-958f-c50709d677ea/Taller_cuidadoras.pdf

25.Silva LB, Soares SM, Silva PAB, Santos JFG, Miranda LCV, Santos RM. Avaliação do cuidado primário à pessoa idosa segundo o Chronic Care Model. Rev Lat Am Enfermagem. [Internet]. 2018; [cited 25 de diciembre del 2019];26.

26.Sociedad Española de Nutrición Parenteral y Enteral. ME, Ibarra Ramírez F, García J, Gómez Alonso C, Rodríguez-Orozco AR. Nutrición hospitalaria: órgano oficial de la Sociedad Española de Nutrición Parenteral y Enteral. [Internet]. Vol. 25, Nutrición Hospitalaria. Jarpyo Editores; 2010 [cited 20 de diciembre del 2019]. 669–675 p. Available from: http://scielo.isciii.es/scielo.php?script=sci_arttext&pid=S0212-16112010000400021&lng=es&nrm=iso&tlng=es

27.Trigás Ferrín M, Ferreira González L, Meijide-Míguez H. Escalas de valoración funcional en el anciano. Vol. 72, Galicia Clínica. Elsevier Espa8#241; a, S.L.; [Internet]. 2011. [cited 16 de diciembre del 2019]; 11–16

Anexos

Anexo 1.
Índice de katz (6).

1. BAÑO
Independiente: Se baña enteramente solo, o bien requiere ayuda únicamente en alguna zona concreta (P.Ej. Espalda) Dependiente: Necesita ayuda para lavarse en más de una zona del cuerpo, o bien para entrar o salir de la bañera o ducha.
2. VESTIDO
Independiente: Coge la ropa y se la pone el solo, puede abrocharse (se excluye atarse los zapatos o ponerse las medias o calcetines). Dependiente: No se viste por si mismo, o permanece parcialmente vestido.
3.USO DEL WC
Independiente: Va al WC solo, se arregla la ropa, se limpia él solo. Dependiente: Precisa ayuda para ir al WC y/o para limpiarse.
4. MOVILIDAD
Independiente:Se levanta y se acuesta de la cama él solo, se levanta y se sienta de una silla él solo, se desplaza solo. Dependiente: Necesita ayuda para levantarse y/o acostarse, de la cama y/o de la silla necesita ayuda para desplazarse o no se desplaza.
5.CONTINENCIA
Independiente: Se levanta y se acuesta de la cama él solo, se levanta y se sienta de una silla él solo, se desplaza solo. Dependiente: Necesita ayuda para levantarse y/o acostarse, de la cama y/o de la silla, necesita ayuda para desplazarse o no se desplaza.
5.CONTINENCIA
Independiente: Control completo de la micción y defecación. Dependiente: Incontinencia parcial o total de la micción o defecación.
6.ALIMENTACIÓN
Independiente: Come solo, lleva alimento solo desde el plato a la boca (se excluye cortar los alimentos). Dependiente: Necesita ayuda para comer, no come solo o requiere alimentación enteral.

A. INDEPENDIENTE PARA TODAS LAS FUNCIONES.

B. INDEPENDIENTE PARA TODAS MENOS UNA CUALQUIERA

C. INDEPENDIENTE PARA TODAS MENOS BAÑO Y OTR CUALQUIERA

D. INDEPENDIENTE PARA TODAS MENOS BAÑO, VESTIDO Y OTRA
   CUALQUIERA

E. INDEPENDIENTE PARA TODAS MENOS BAÑO, VESTIDO, USO WC Y OTRA
   CUALQUIERA

F. INDEPENDIENTE PARA TODAS MENOS BAÑO, VESTIDO, USO WC,
   MOVILIDAD Y OTRA CUALQUIERA

G. DEPENDIENTE EN TODAS LAS FUNCIONES

RESULTADO: ÍNDICE DE KATZ:______

Anexo 2.
Índice de Barthel (6).

INDICE DE BARTHEL		
Comida:		
	10	Independiente. Capaz de comer por sí solo en un tiempo razonable. La comida puede ser cocinada y servida por otra persona	
	5	Necesita ayuda para cortar la carne, extender la mantequilla.. pero es capaz de comer sólo/a	
	0	Dependiente. Necesita ser alimentado por otra persona	
Lavado (baño)		
	5	Independiente. Capaz de lavarse entero, de entrar y salir del baño sin ayuda y de hacerlo sin que una persona supervise	
	0	Dependiente. Necesita algún tipo de ayuda o supervisión	
Vestido		
	10	Independiente. Capaz de ponerse y quitarse la ropa sin ayuda	
	5	Necesita ayuda. Realiza sin ayuda más de la mitad de estas tareas en un tiempo razonable	
	0	Dependiente. Necesita ayuda para las mismas	
Arreglo		
	5	Independiente. Realiza todas las actividades personales sin ayuda alguna, los complementos necesarios pueden ser provistos por alguna persona	
	0	Dependiente. Necesita alguna ayuda	
Deposición		
	10	Continente. No presenta episodios de incontinencia	
	5	Accidente ocasional. Menos de una vez por semana o necesita ayuda para colocar enemas o supositorios.	
	0	Incontinente. Más de un episodio semanal	
Micción		
	10	Continente. No presenta episodios. Capaz de utilizar cualquier dispositivo por si solo/a (botella, sonda, orinal ...).	
	5	Accidente ocasional. Presenta un máximo de un episodio en 24 horas o requiere ayuda para la manipulación de sondas o de otros dispositivos.	
	0	Incontinente. Más de un episodio en 24 horas	
Ir al retrete		
	10	Independiente. Entra y sale solo y no necesita ayuda alguna por parte de otra persona	
	5	Necesita ayuda. Capaz de manejarse con una pequeña ayuda; es capaz de usar el cuarto de baño. Puede limpiarse solo/a.	
	0	Dependiente. Incapaz de acceder a él o de utilizarlo sin ayuda mayor	
Transferencia (traslado cama/sillón)		
	15	Independiente. No requiere ayuda para sentarse o levantarse de una silla ni para entrar o salir de la cama.	
	10	Mínima ayuda. Incluye una supervisión o una pequeña ayuda física.	
	5	Gran ayuda. Precisa ayuda de una persona fuerte o entrenada.	
	0	Dependiente. Necesita una grúa o el alzamiento por dos personas. Es incapaz de permanecer sentado	
Deambulación		
	15	Independiente. Puede andar 50 metros o su equivalente en casa sin ayuda supervisión. Puede utilizar cualquier ayuda mecánica excepto un andador. Si utiliza una prótesis, puede ponérsela y quitársela solo/a.	
	10	Necesita ayuda. Necesita supervisión o una pequeña ayuda física por parte de otra persona o utiliza andador.	
	5	Independiente en silla de ruedas. No requiere ayuda ni supervisión	
	0	Dependiente	
Subir y bajar escaleras		
	10	Independiente. Capaz de subir y bajar un piso sin ayuda ni supervisión de otra persona.	
	5	Necesita ayuda. Necesita ayuda o supervisión.	
	0	Dependiente. Es incapaz de salvar escalones	

La incapacidad funcional se valora como:	* Severa: < 45 puntos. * Grave: 45 - 59 puntos. **ASISTIDO/A**	* Moderada: 60 - 80 puntos. * Ligera: 80 - 100 puntos. **VÁLIDO/A**	**Puntuación Total:**

Escala de incapacidad de la Cruz Roja

Escala de incapacidad física

- ❖ **Grado 0 -** Se vale totalmente por sí mismo, anda con normalidad, totalmente normal.
- ❖ **Grado 1 -** Realiza las actividades de la vida diaria. Deambula con alguna dificultad. Continencia total.
- ❖ **Grado 2 -** Tiene alguna dificultad para realizar las actividades de la vida diaria, en ocasiones necesita ayuda. Deambula con ayuda de bastón o similar. Continencia total o rara incontinencia.
- ❖ **Grado 3 -** Grave dificultad para las actividades de la vida diaria. Deambula difícilmente ayudado al menos por una persona. Incontinencia ocasional.
- ❖ **Grado 4 -** Necesita ayuda para casi todas las actividades de la vida diaria. Deambula con extrema dificultad ayudado por dos personas. Incontinencia habitual.
- ❖ **Grado 5 -** Dependencia total. Inmovilizado en cama o sillón. Incontinencia total. Necesita cuidados continuos de enfermería.

Escala de incapacidad psíquica

- ❖ **Grado 0 -** Totalmente normal.
- ❖ **Grado 1 -** Algunas "rarezas", ligeros trastornos de desorientación en el tiempo. Se puede hablar con él "cuerdamente".
- ❖ **Grado 2 -** Desorientación en el tiempo. La conversación es posible, pero no perfecta. Conoce bien a las personas, aunque a veces olvide alguna cosa. Trastornos de carácter, sobre todo si se le disgusta. Incontinencia ocasional.
- ❖ **Grado 3 -** Desorientación. Imposible mantener una conversación lógica. Confunde las personas. Claros trastornos del humor. Hace cosas que no parecen explicables a veces o a temporadas. Frecuente incontinencia.
- ❖ **Grado 4 -** Desorientación. Claras alteraciones mentales que la familia o el médico han etiquetado ya de demencia. Incontinencia habitual o total.
- ❖ **Grado 5 -** Demencia senil total, con desorientación de las personas, etc. Vida vegetativa agresiva o no. Incontinencia total.

Anexo 4
Criterios de Beers (12)

	Criterio de Beers	
	PA No comercializados	**Nuevos PA Incluidos**
Anti-colinérgicos	Carbinoxamina	Alimemazina, Mequitazina, Tietilperazina
Anti-parkinsonianos	Benzatropina	Prociclidina
Antiespasmódicos	Aceclidina+Clordiazepóxido, Propantelina	
α-Agonistas Centrales	Guanabenzo, Guanfacina, Reserpina	
Antiarrítmicos	Dofetilida, Ibutilida, Quinidina	Hidroquinidina
Digoxina		Metildigoxina
Antidepresivos tricíclicos	Clordiazepóxido +Amitriptilina	Dosulepina
Antipsicóticos	Loxapina, Molindona, Promazina, Tiotixeno, Trifluoperazina, Triflupromazina, Iloperidona, Lurasidona	Levomepromacina, Pipotiazina, Tiaprida, Sulpirida, Zuclopentixol, Periciazina, Sertindol, Amisulpirida, Clotiapina
Tioridazina y Mesoridazina	Tioridazina, Mesoridazina	
Barbitúricos	Amobarbital, Butabarbital, Butalbital, Mefobarbital, Pentobarbital, Secobarbital	
Benzodiazepinas	Estazolam, Temazepam	Clotiazepam, Lormetazepam, Bentazepam, Brotizolam, Loprazolam, Medazepam, Pinazepam, Flunitracepam, Halazepam, Bromazepam, Ketazolam
Hidrato de cloral	Hidrato de Cloral	
Meprobamato	Meprobamato	
Hipnóticos no benzodiazepina	Zaleplon	
Ergoloides mesilatos e Isoxsuprina	Isoxsuprina	
Andrógenos	Metiltestosterona	
Extracto seco de tiroides	Extracto Seco de Tiroides	
Trimetobenzamida	Trimetobenzamida	
AINE no COX selectivos	Diflunisal, Etodolaco, Fenoprofeno, Meclofenamato, Oxaprozina, Sulindaco, Tolmetina	Dexibuprofeno, Dexketoprofen, Piketoprofeno, Aceclofenaco, Ác. Niflúmico, Morniflumato, Lornoxicam, Tenoxicam, Metamizol, Propifenazona, Clonixino, Fenilbutazona, Isonixina
Relajantes musculares	Carisoprodol, Clorzoxazona, Metaxalona, Orfenadrina	
Insuficiencia cardíaca	Rosiglitazona	Parecoxib, Etoricoxib
Convulsiones crónicas / Epilepsia		Reboxetina
Delirio	Amoxapina, Desipramina, Protriptilina, Proclorperazina, Darifenazina	Tetrazepam, Melitraceno, Fludrocortisona, Deflazacort, Fluorcortolona
Insomnio	Pemolina	Fenil-Propanolamina, Dexanfetamina

PA= Principios activos.

Anexo 5
Encuesta Mini Nutritional Assessment (MNA) (6).

Mini Nutritional Assessment
MNA®

Nestlé NutritionInstitute

Apellidos: Nombre:

Sexo: Edad: Peso, kg: Altura, cm: Fecha:

Responda a la primera parte del cuestionario indicando la puntuación adecuada para cada pregunta. Sume los puntos correspondientes al cribaje y si la suma es igual o inferior a 11, complete el cuestionario para obtener una apreciación precisa del estado nutritional.

Cribaje

A Ha perdido el apetito? Ha comido menos por faltade apetito, problemas digestivos, dificultades de masticacióno deglución en los últimos 3 meses?
0 = ha comido mucho menos
1 = ha comido menos
2 = ha comido igual

B Pérdida reciente de peso (<3 meses)
0 = pérdida de peso > 3 kg
1 = no lo sabe
2 = pérdida de peso entre 1 y 3 kg
3 = no ha habido pérdida de peso

C Movilidad
0 = de la cama al sillón
1 = autonomía en el interior
2 = sale del domicilio

D Ha tenido una enfermedad aguda o situación de estrés psicológico en los últimos 3 meses?
0 = sí   2 = no

E Problemas neuropsicológicos
0 = demencia o depresión grave
1 = demencia moderada
2 = sin problemas psicológicos

F Índice de masa corporal (IMC) = peso en kg / (talla en m)²
0 = IMC <19
1 = 19 ≤ IMC < 21
2 = 21 ≤ IMC < 23
3 = IMC ≥ 23

Evaluación del cribaje
(subtotal máx. 14 puntos)

12-14 puntos: estado nutricional normal
8-11 puntos: riesgo de malnutrición
0-7 puntos: malnutrición

Para una evaluación más detallada, continúe con las preguntas G-R

Evaluación

G El paciente vive independiente en su domicilio?
1 = sí   0 = no

H Toma más de 3 medicamentos al día?
0 = sí   1 = no

I Úlceras o lesiones cutáneas?
0 = sí   1 = no

J Cuántas comidas completas toma al día?
0 = 1 comida
1 = 2 comidas
2 = 3 comidas

K Consume el paciente
• productos lácteos al menos una vez al día?   sí ☐ no ☐
• huevos o legumbres 1 o 2 veces a la semana?   sí ☐ no ☐
• carne, pescado o aves, diariamente?   sí ☐ no ☐
0.0 = 0 o 1 síes
0.5 = 2 síes
1.0 = 3 síes

L Consume frutas o verduras al menos 2 veces al día?
0 = no   1 = sí

M Cuántos vasos de agua u otros líquidos toma al día? (agua, zumo, café, té, leche, vino, cerveza...)
0.0 = menos de 3 vasos
0.5 = de 3 a 5 vasos
1.0 = más de 5 vasos

N Forma de alimentarse
0 = necesita ayuda
1 = se alimenta solo con dificultad
2 = se alimenta solo sin dificultad

O Se considera el paciente que está bien nutrido?
0 = malnutrición grave
1 = no lo sabe o malnutrición moderada
2 = sin problemas de nutrición

P En comparación con las personas de su edad, cómo encuentra el paciente su estado de salud?
0.0 = peor
0.5 = no lo sabe
1.0 = igual
2.0 = mejor

Q Circunferencia braquial (CB en cm)
0.0 = CB < 21
0.5 = 21 ≤ CB ≤ 22
1.0 = CB > 22

R Circunferencia de la pantorrilla (CP en cm)
0 = CP < 31
1 = CP ≥ 31

Evaluación (máx. 16 puntos)

Cribaje

Evaluación global (máx. 30 puntos)

Evaluación del estado nutricional

De 24 a 30 puntos   estado nutricional normal
De 17 a 23.5 puntos   riesgo de malnutrición
Menos de 17 puntos   malnutrición

Ref Vellas B, Villars H, Abellan G, et al. Overview of the MNA® - Its History and Challenges. J Nutr Health Aging 2006 ; 10 : 456-465.
Rubenstein LZ, Harker JO, Salva A, Guigoz Y, Vellas B. Screening for Undernutrition in Geriatric Practice : Developing the Short-Form Mini Nutritional Assessment (MNA-SF). J. Geront 2001 : 56A : M366-377.
Guigoz Y. The Mini Nutritional Assessment (MNA®) Review of the Literature - What does it tell us? J Nutr Health Aging 2006 : 10 : 466-487.
© Société des Produits Nestlé, S.A., Vevey, Switzerland, Trademark Owners.
© Nestlé, 1994, Revision 2006. N67200 12/99 10M
Para más información: www.mna-elderly.com

Anexo 5
El Mínimo Examen del Estado Mental (MMSE) (6).

"MINI-EXAMEN COGNOSCITIVO"

Paciente .... Edad ....
Ocupación .... Escolaridad .... Examinado por .... Fecha ....

ORIENTACION   PUNTOS

"Dígame el día .... Fecha .... Mes .... Estación .... Año .... " .... (5)
"Dígame el Hospital (o el lugar) .... Planta ....
Ciudad .... Prov. .... Nación .... " .... (5)

FIJACION

"Repita estas 3 palabras: Presenta-Caballo-Manzana"
(Repetirlas hasta que las aprenda) .... (3)

CONCENTRACION Y CALCULO

"Si tiene 30 ptas. Y me va dando de 3 en 3 ¿Cuántas le van quedando? .... (5)
"Repita estos números: 5-9-2" (hasta que los aprenda)
"Ahora hacia atrás" .... (3)

MEMORIA

"¿Recuerda las 3 palabras que le he dicho antes? .... (3)

LENGUAJE Y CONSTRUCCION

Mostrar un bolígrafo "¿Qué es esto?" Repetirlo con el reloj .... (2)
"Repita esta frase": "En un trigal había cinco perros" .... (1)
"Una manzana y una pera son frutas ¿verdad? ¿Qué son el rojo y el verde?"
"¿Qué son un perro y un gato?" .... (2)
"Coja este papel con la mano derecha, dóblelo y póngalo encima de la mesa" .... (3)
"Lea esto y haga lo que dice", CIERRE LOS OJOS .... (1)
"Escriba una frase" .... (1)
"Copie este dibujo":

.... (1)

PUNTUACION TOTAL .... (35)
Nivel de conciencia
Ciego   Sordo   Otros

Anexo 7
La escala de depresión geriátrica (Geriatric Depression Scale) (GDS) (6).

Cuadro 6. ESCALA DE DEPRESIÓN DE YESAVAGE (GDS VERSIÓN REDUCIDA).

		SÍ	NO
1	¿ESTA SATISFECHO/A CON SU VIDA?	0	1
2	¿HA RENUNCIADO A MUCHAS ACTIVIDADES)	1	0
3	¿SIENTE QUE SU VIDA ESTA VACÍA?	1	0
4	¿SE ENCUENTRA A MENUDO ABURRIDO/A?	1	0
5	¿TIENE A MENUDO BUEN ÁNIMO?	0	1
6	¿TEME QUE ALGO MALO LE PASE?	1	0
7	¿SE SIENTE FELIZ MUCHAS VECES?	0	1
8	¿SE SIENTE A MENUDO ABANDONADO/A?	1	0
9	¿PREFIERE QUEDARSE EN CASA A SALIR?	1	0
10	¿CREE TENER MÁS PROBLEMAS DE MEMORIA QUE LA MAYORÍA DE LA GENTE?	1	0
11	¿PIENSA QUE ES MARAVILLOSO VIVIR?	0	1
12	¿LE CUESTA INICIAR NUEVOS PROYECTOS?	1	0
13	¿SE SIENTE LLENO/A DE ENERGÍA?	0	1
14	¿SIENTE QUE SU SITUACIÓN ES DESESPERADA?	1	0
15	¿CREE QUE MUCHA GENTE ESTÁ MEJOR QUE USTED?	1	0
PUNTUACION TOTAL _______________________________			
INTERPRETACIÓN: 0 A 5 NORMAL. 6 A 9 DEPRESIÓN LEVE. > 10 DEPRESIÓN ESTABLECIDA.			

Adaptado de: Sheikh JI, Yesavage JA. Geriatric depression scale (gds): recent evidence and development of a shorter version. In: Brink TL, eds. Clinical Gerontology: A Guide to Assessment and Intervention. New York: Haworth, 1986.

Anexo 8
La escala de Tinetti (22)

ESCALA DE TINETTI PARA EL EQUILIBRIO:

Con el paciente sentado en una silla dura sin brazos.

1. Equilibrio sentado	Se recuesta o resbala de la silla	0
	Estable y seguro	1
2. Se levanta	Incapaz sin ayuda	0
	Capaz pero usa los brazos	1
	Capaz sin usar los brazos	2
3. Intenta levantarse	Incapaz sin ayuda	0
	Capaz pero requiere más de un intento	1
	Capaz de un solo intento	2
4. Equilibrio inmediato de pie (15 seg)	Inestable (vacila, se balancea)	0
	Estable con bastón o se agarra	1
	Estable sin apoyo	2
5.Equilibrio de pie	Inestable	0
	Estable con bastón o abre los pies	1
	Estable sin apoyo y talones cerrados	2
6. Tocado (de pie, se le empuja levemente por el esternón 3 veces)	Comienza a caer	0
	Vacila se agarra	1
	Estable	2
7.Ojos cerrados (de pie)	Inestable	0
	Estable	1
8. Giro de 360 °	Pasos discontinuos	0
	Pasos continuos	1
	Inestable	0
	Estable	1
9. Sentándose	Inseguro, mide mal la distancia y cae en la silla	0
	Usa las manos	1
	Seguro	2

PUNTUACIÓN TOTAL DEL EQUILIBRIO (máx. 16 puntos).

ESCALA DE TINETTI PARA LA MARCHA:

Con el paciente caminando a su paso usual y con la ayuda habitual (bastón o andador).

1. Inicio de la marcha	Cualquier vacilación o varios intentos por empezar	0
	Sin vacilación	1
2. Longitud y altura del paso	A) Balanceo del pie derecho	
	No sobrepasa el pie izquierdo	0
	Sobrepasa el pie izquierdo	1
	No se levanta completamente del piso	0
	Se levanta completamente del piso	1
	B) Balanceo del pie izquierdo	
	No sobrepasa el pie derecho	0
	Sobrepasa el pie derecho	1
	No se levanta completamente del piso	0
	Se levanta completamente del piso	1

A mayor puntuación mejor funcionamiento.
<19 Alto riesgo de caídas
19-24 Riesgo de caídas

Anexo 9.

Escala de carga del cuidador de Zarit (Caregiver Burden Interview) (5)

Ítem	Pregunta a realizar	Puntuación
1	¿Siente que su familiar solicita más ayuda de la que realmente necesita?	
2	¿Siente que debido al tiempo que dedica a su familiar ya no dispone de tiempo suficiente para	
3	¿Se siente tenso cuando tiene que cuidar a su familiar y atender además otras responsabilidades?	
4	¿Se siente avergonzado por la conducta de su	
5	¿Se siente enfadado cuando está cerca de su	
6	¿Cree que la situación actual afecta de manera negativa a su relación con amigos y otros miembros	
7	¿Siente temor por el futuro que le espera a su	
8	¿Siente que su familiar depende de usted?	
9	¿Se siente agobiado cuando tiene que estar junto a su familiar?	
10	¿Siente que su salud se ha resentido por cuidar a su familiar?	
11	¿Siente que no tiene la vida privada que desearía debido a su familiar?	
12	¿Cree que su vida social se ha visto afectada por tener que cuidar de su familiar?	
13	¿Se siente incómodo para invitar amigos a casa, a causa de su familiar?	
14	¿Cree que su familiar espera que usted le cuide, como si fuera la única persona con la que puede	
15	¿Cree que no dispone de dinero suficiente para cuidar a su familiar además de sus otros gastos?	
16	¿Siente que será incapaz de cuidar a su familiar por mucho más tiempo?	
17	¿Siente que ha perdido el control sobre su vida desde que la enfermedad de su familiar se	
18	¿Desearía poder encargar el cuidado de su familiar a otras personas?	
19	¿Se siente inseguro acerca de lo que debe hacer con su familiar?	
20	¿Siente que debería hacer más de lo que hace por su familiar?	
21	¿Cree que podría cuidar de su familiar mejor de lo que lo hace?	
22	En general: ¿Se siente muy sobrecargado por tener que cuidar de su familiar?	

Puntuación por ítems: Nunca: 0; Casi nunca: 1; A veces: 2; bastantes veces: 3; casi siempre: 4. máxima de 88 puntos. Suele considerarse indicativa de «no sobrecarga» una puntuación inferior a 46, y de «sobrecarga intensa» una puntuación superior a 56.

CAPÍTULO 10

Liliana Elizabeth Carrión Romero

Discapacidades

DISCAPACIDADES

*"El discapacitado no es el que vive con la discapacidad,
sino el que no la entiende y no sabe enfrentarla"*

Introducción

El Estado Ecuatoriano dentro de los últimos 20 años ha implementado programas de atención para personas con discapacidad con el propósito de garantizar que no exista discriminación alguna en el goce de los derechos establecidos en la Constitución; concretamente, el artículo 47, identifica a toda persona con discapacidad como parte del grupo de atención prioritaria, para quienes el Estado procurará la equiparación de oportunidades y su efectiva integración social.

Sin embargo a pesar de que la Constitución y las Leyes son garantistas de derechos y disponen que la estructura y funcionamiento de la sociedad sea incluyente y de derechos ,en la realidad   aún   se mantienen   estructuras sociales en todas las áreas que son discriminatorias y no se cumple con la implementación de las políticas de acción afirmativa que son las que podrían permitir que las personas con discapacidad puedan acceder a sus derechos en igualdad de oportunidades que todos los demás ciudadanos.(acceso a la educación, al trabajo, a los servicios, al deporte, al medio físico, al transporte .etc)

La atención a las personas con discapacidad en el Ecuador

La atención a estas personas data de más de 50 años en primer lugar por parte de organizaciones de padres, fundaciones, asociaciones de carácter privado que se encargaron de su cuidado y atención especialmente de su custodia, seguridad salud y alimentación. (1)
El sector público se incorpora mucho años más tarde, cuando se señalan en la Constitución de la República y otras Leyes   las responsabilidades a organismos del estado, ministerios o instituciones públicas y privadas que se encargarían de su educación, salud, rehabilitación, formación ocupacional, trabajo protegido, inserción laboral, deporte, recreación, accesibilidad y otras actividades. La atención desde el sector público, (2) se organiza a partir de la creación del Consejo Nacional de Rehabilitación Profesional, CONAREP, (1973), encargado de la formación ocupacional e inserción laboral, por el

por el mismo tiempo se dispone la educación especial para los niños con discapacidad, Deficiencia mental. En 1979, se crea el Departamento Nacional de Educación Especial en el Ministerio de Educación, en 1980 se crea la División Nacional de Rehabilitación en el Ministerio de Salud, encargada de la Rehabilitación funcional y se organizan los servicios de Medicina Física en casi todas las Provincias del país y las Unidades de Rehabilitación de la Seguridad Social.

En el 82 se expide la Ley de Protección del Minusválido, que crea la DIRECCIÓN NACIONAL DE REHABILITACIÓN INTEGRAL DEL MINUSVÁLIDO (DINARIM) .La rectoría y coordinación de la atención a las personas con discapacidad ,llamados en ese entonces" MINUSVÁLIDOS" es del Ministerio de Bienestar Social.

La aparición del CONADIS ocurre en 1993 que crea el CONSEJO NACIONAL DE DISCAPACIDADES (CONADIS) y dispone la creación del SISTEMA NACIONAL DE DE PREVENCIÓN DE LAS DISCAPACIDADES Y DE ATENCIÓN E INTEGRACIÓN DE LAS PERSONAS CON DISCAPACIDAD. Aquí se decide que la denominación no sea minusválido (menos valor) sino "PERSONA CON DISCAPACIDAD." (3)

El CONADIS nace de una disposición de la LEY 180 de Discapacidades. Esta Dependencia Nacional que se organiza adjunta a la Presidencia de la República al más alto nivel como señalaban las Organizaciones Internacionales de las NNUU, tiene como responsabilidad la atención coordinada en todo el país y en todos los ámbitos, dicta las políticas ,crea la normativa :leyes, reglamentos que regulan la educación ,la formación ocupacional y profesional, la atención sanitaria y rehabilitación ,la inserción laboral y social de las personas con discapacidad ,se elaboran el Plan Nacional de Prevención, atención e integración , se impulsa la investigación , la defensa de los derechos ,se exigió la coordinación de las acciones del sector público y privado, el cumplimiento de la Ley y de las sanciones a la violación de las normas.(4)

Los programas, proyectos y actividades que se realizan en la actualidad tuvieron su origen en las acciones diseñadas e implementadas por el CONADIS antes del 2010.La evidencia de lo señalado es el PREMIO MUNDIAL denominado FRANKLYN DELANO ROOSEVELT que recibió el Ecuador en el 2002 entregado en las Naciones Unidas, al país que es ejemplo del trabajo en materia de discapacidades para todo el mundo. El Ecuador fue el quinto país en el mundo que recibió y el primer país de América en recibir este premio .(5)

En los últimos años se han hecho esfuerzos y se han asignado recursos para la prevención de discapacidades y para la atención integral de las personas con discapacidad, pero la falta de continuidad de las políticas públicas, la distorsión de lo que es la discapacidad, y quienes son personas con discapacidad ,la falta de datos para determinar la verdadera dimensión del problema, el recorte jurídico de la normativa, la compleja forma de evaluarlos y calificar su discapacidad para el otorgamiento de beneficios y aplicación de las acciones afirmativas, el predominio de las políticas de beneficencia, entrega de bienes, bonos ,subsidios, rebajas en los servicios y exoneraciones tributarias, han determinado una grave limitación de las acciones que estaban orientadas a la organización inclusiva de la sociedad para que puedan acceder a sus derechos a la educación, a la salud , a la rehabilitación a la formación ocupacional y profesional, al empleo ,al trabajo, al espacio, a todos los servicios, en igualdad de condiciones que los demás. No se ha logrado desarrollar normas, políticas, programas y proyectos que permitan pasar del modelo de atención basado en la beneficencia, el paternalismo, la exclusión   a un modelo de atención de las personas con discapacidad desde el paradigma de la INCLUSIÓN Y LOS DERECHOS HUMANOS (6)

La discapacidad como tal es un tema complejo de enorme repercusión social y económica en todos los países, aunque se desconocen datos estadísticos reales sobre la población que actualmente presenta algún tipo de discapacidad, ya sea física o intelectual, lamentablemente, lo que sí sabemos es que esa cifras pueden aumentar debido a causas externas o ciertas condiciones particulares de población ecuatoriana, que está predispuesta a patologías congénitas o enfermedades crónicas transmisibles, (7) y el aparecimiento de otras *deficiencias* que dependiendo de las condiciones del entorno y de su grado de participación pueden producir una o varias *discapacidades*.

Definiciones

Es muy importante tener claramente definido lo que es la discapacidad, persona con discapacidad, deficiencia y condición discapacitante, por esta razón vamos transcribir lo que dice la Ley Orgánica de Discapacidades del 2012 . También si es necesario alguna otra definición que no tenga la Ley, citaremos aquellas que tienen los instrumentos internacionales, aprobadas en las *convenciones* en las cuales se han decidido estos términos o disposiciones:

> **LEY-Artículo 7.-(2012) Persona con deficiencia o condición discapacitante.-** Se entiende por persona con deficiencia o condición discapacitante a toda aquella que, presente disminución o supresión temporal de alguna de sus capacidades físicas, sensoriales o intelectuales manifestándose en ausencias, anomalías, defectos, pérdidas o dificultades (para percibir, desplazarse, oír y/o ver, comunicarse, o integrarse a las actividades esenciales de la vida diaria limitando el desempeño de sus capacidades; y en consecuencia el goce y ejercicio pleno de sus derechos.)

> **REGLAMENTO Art. 2.-(2017)** De la persona con deficiencia o condición discapacitante.- Se entenderá por persona con deficiencia o condición discapacitante, aquella que presente disminución o supresión temporal de alguna de sus capacidades físicas, sensoriales o intelectuales, en los términos que establece la Ley, y que aún siendo sometidas a tratamientos clínicos o quirúrgicos, su evolución y pronóstico es previsiblemente desfavorable en un plazo mayor de un (1) año de evolución, sin que llegue a ser permanente.

> Las deficiencias pueden ser de la visión, de la audición, del algún órgano, algún miembro o función, la falta de un ojo ,la sordera parcial o total, la deficiencia mental, ciego de uno o dos ojos, todas estas son deficiencias. Es parte de una condición de salud, pero no necesariamente indica la presencia de enfermedad. Ej. pérdida de pierna.

LEY-Artículo 6.-(2012) Persona con discapacidad.- Para los efectos de esta Ley se considera persona con discapacidad a toda a aquella que, como consecuencia de una o más deficiencias físicas, mentales, intelectuales o sensoriales, con independencia de la causa que la hubiera originado, ve restringida permanentemente su capacidad biológica, sicológica y asociativa para ejercer una o más actividades esenciales de la vida diaria, en la proporción que establezca el Reglamento.

REGLAMENTO Art.1.(-2017) De la persona con discapacidad.- Para efectos de este Reglamento y en concordancia con lo establecido en la Ley, se entenderá por persona con discapacidad a aquella que, como consecuencia de una o más deficiencias físicas, mentales, intelectuales o sensoriales, con independencia de la causa que la hubiera originado, ve restringida permanentemente su capacidad biológica, psicológica y asociativa para ejercer una o más actividades esenciales de la vida diaria, en una proporción equivalente al treinta por ciento (30%) de discapacidad, debidamente calificada por la autoridad sanitaria nacional.

Las discapacidades son para: para aprender, para hablar, para caminar, para aprender para conducir, para leer, etc. para realizar cualquier actividad, o integrarse como lo hacen los demás, originada por una o más deficiencias

La Clasificación Internacional Del Funcionamiento, De La Discapacidad Y De La Salud. *OMS* – OPS. 2001. CIF, define así a la persona con discapacidad y a las discapacidades (18)

Persona con Discapacidad es un término genérico utilizado para entender a aquella persona" que tiene alguna limitación en la actividad y restricción en la participación", originada en una deficiencia, producto de la interacción entre las condiciones de salud de la persona y las condiciones del entorno y que le afecta en forma permanente. (18)

Discapacidades: Todas aquellas limitaciones que tienen unas personas para realizar las actividades fundamentales de la vida diaria y las restricciones para participar con los demás, que se originan en deficiencias y que afecta a las personas de manera permanente para desenvolverse en la vida cotidiana dentro de su entorno físico y social **(18)**

¿Qué no es una discapacidad?

* La discapacidad no es una enfermedad
* La discapacidad no es una limitación o restricción originada en causas sociales o económicas negativas (el niño no va a la escuela por falta de recursos económicos)
* No es una limitación o restricción común (no saber bailar, cantar)
* No es una limitación temporal (por una fractura)
* En los niños se habla de deficiencias y limitaciones. (8)

Tipos y grados de discapacidad

Los tipos, grados de discapacidad y sus denominaciones dependen de varios aspectos que están relacionados con las distintas concepciones que existen sobre lo que es la discapacidad, su etiología, la metodología de su estudio y de la forma de diagnosticarlos, calificarlos, valorarlos ,de las tablas e instrumentos utilizados, entre otros aspectos. (8)

El nivel de discapacidad dependerá del deterioro, perdida de funcionalidad y tipo de limitación que se presente, se reconoce que la discapacidad no es inherente al individuo, y más bien es el resultado de una sinergia entre el individuo con discapacidad y el entorno en el que se desenvuelve (8). Por lo que la discapacidad también dependerá de la adaptación al medio.

En todo caso lo que no se discute es que la discapacidad no es una enfermedad, no es un asunto solo médico o solo biológico.La discapacidad no es algo que se tiene, ni algo que se es, sino que se entiende como un "estado de funcionamiento", que describe el "ajuste" entre las "capacidades del individuo, la estructura y expectativas de su entorno personal y social.

La discapacidad es una condición que limita a las personas con deficiencias a realizar las actividades de la vida diaria y restringe su participación social. (8)

Tradicionalmente se han señalado al tipo de discapacidad, no por la limitación o limitaciones que presenta la persona sino por la deficiencia que está en la base y si tiene más de una deficiencia, el tipo de discapacidad esta designada por la deficiencia más grande. En la literatura y en las normativas que se manejan en el país se ha establecido la siguiente clasificación por tipos (9):

• Discapacidad Visual (Lo correcto es discapacidad por deficiencia visual)
• Discapacidad Auditiva
• Discapacidad Física
• Discapacidad Intelectual
• Discapacidad Psicosocial

Debemos recordar que la discapacidad es para realizar actividades o integrarse como consecuencia de las deficiencias y de las condiciones del entorno (barreras o aspectos que se derivan del medio social ,excluyente o discriminante .Ejemplo un estudiante con deficiencia visual de ambos ojos que no puede movilizarse por las barreras arquitectónicas y la falta de un transporte accesible, en este caso el estudiante no es una persona con discapacidad visual, el es una persona con discapacidad para movilizarse, para aprender, para ver etc., la gravedad de su limitación dependerá de la sociedad en la que le toco nacer y vivir. (9)

Dimensión del problema
La Encuesta Mundial de Salud (2011) señala que la discapacidad afecta al 15% de la población mundial, su prevalencia es mayor en países de ingresos bajos. Más del 70% de las personas con discapacidad viven en países pobres (Martínez Ríos, 2011).

En el país, las estadísticas sobre personas con discapacidad son diversos; los datos señalados en los estudios realizados por el CONADIS, INEC, con participación de la Universidad Central del Ecuador, registran que la población con discapacidad es del 12,8% (Situación Actual de las Discapacidades en el Ecuador, 2000) y 13,2% (Ecuador: Discapacidad en Cifras, 2005); otros estudios señalan el 5,6% (INEC,2010), el estudio de la Misión Solidaria Manuela Espejoidentificó a 294.803 personas con discapacidad; cifras que no son concordantes ni comparables entre sí porque existen diferencias en la concepción de la discapacidad subyacentes en cada estudio, y en la metodología empleada para determinar la presencia de discapacidad. En todo caso es posible afirmar que en Ecuador existen al menos,1.600.000 personas con alguna discapacidad. Pero la verdadera dimensión del problema se puede inferir cuando este número tenemos que multiplicar por 2 que son un familiar y casi siempre una persona más encargada de su cuidado o atención, por lo que fácilmente se puede afirmar que al menos un tercio de la población ecuatoriana tiene relación directa con la discapacidad.

Un estudio realizado con el Banco Mundial, BID, CONADIS y UCE, presentó los siguientes datos sobre las discapacidades en el 2005

En el Mundo
Se considera existen 650 millones de personas con discapacidad, de éstos el 80% viven en las zonas rurales de los países pobres, el 70% no tiene acceso o es muy limitado a los servicios básicos.

En America Latina
Se señala que 79 millones de personas con discapacidad viven en los países de América Latina, el 82% son pobres. Solo el 20% de niños con discapacidad asisten a la escuela. Cerca del 80% están sin trabajo, apenas el 18% tiene alguna forma de Seguridad Social. Sólo del 3 al 4 % acceden a los servicios de salud, educación, protección social.

Los datos que se utilizan como referencia en Ecuador son los del estudio denominado Ecuador La Discapacidad en Cifras, aquí los más importantes:

• 1.608.334 son personas con discapacidad
• 184.336 hogares ecuatorianos con al menos una persona con discapacidad
• 830.000 son mujeres y 778.594 son hombres con discapacidad
• 265.825 son menores de 20 años que tienen alguna discapacidad
• 527.405 son adultos mayores de 65 años y tienen alguna discapacidad

*El término **discapacidad** es genérico e incluye a las personas con deficiencias, con limitaciones en la actividad y restricción en la participación de tipo leve, moderado y grave.

- Guayas, Pichincha, Manabí ,Azuay, son las provincias con mayor porcentaje de población con discapacidad. Las condiciones de salud son las causas más frecuentes de las limitaciones en los niños y en los adultos. Más de 640.000 personas tienen limitación grave y 100.000 personas, necesitan cuidado personal permanente. Movilizarse es la limitación moderada más frecuente
- Las condiciones de salud son las causas más frecuentes de las limitaciones en los niños , en los adultos, los accidentes de tránsito en los hombres de 20 a 64 años.
- La violencia ,los desastres naturales, la pobreza, intoxicaciones son las causas en distintas provincias
- El 50% de las personas con discapacidad están ubicados en los quintiles económicos 1y2 ,con un ingreso per -cápita de 0 a 30 dólares mensuales
- El 74% no tienen las ayudas técnicas que requieren
- 300.000 personas con discapacidad mayores de 5 años no tienen ninguna instrucción
- 884.922 personas con discapacidad no trabajaron la semana anterior a la investigación.
- 1.264.776 personas con discapacidad no tienen seguridad social
- Más del 80% de las personas con discapacidad desconocen de sus derechos, normas y beneficios, del contenido de la Ley y de las acciones del CONADIS y de las organizaciones de personas con discapacidad

Calificación, Equipo Calificador, Registro Y Acreditación De La Discapacidad (Reglamento para la calificación y acreditación de personas con discapacidad o con deficiencia o condición discapacitante. Acuerdo N0 029-2020

Para que se dé el pleno reconocimiento de los derechos de las personas con discapacidad y puedan ser sujetos de atención en todos los aspectos, así como para que puedan acogerse a todos los beneficios de la Ley de Discapacidades las personas con discapacidad deberán
calificarse, registrase en el Registro Nacional de la Discapacidad con la finalidad de que pueda ser acreditado como persona con discapacidad y la información correspondiente deberán remitir al Registro Civil, para que quede incorporada automáticamente en su documento de identificación.

Calificación

Se crea el Subsistema Nacional para la Calificación de la Discapacidad con sus respectivos procedimientos, instrumentos técnicos, manual, instructivo, tablas, escalas formatos, que deberán ser observados estrictamente por los equipos calificadores especializados.

La calificación   se realiza   practicando   una evaluación   técnica biopsicosocial ,exámenes   médicos, psicológicos y sociales y otros de especialidad y complementarios según el caso, la calificación determinará, las secuelas y limitaciones orgánicas y o funcionales producto de las deficiencias irrecuperables, el tipo de discapacidad,   el grado y nivel o porcentaje y otra información que   facilite   su atención, rehabilitación, educación y señale los beneficios que tiene derecho.

La calificación de la discapacidad para determinar se efectuará a petición de la o el interesado, de la persona que la represente o de las personas o entidades que estén a su cargo; la que será voluntaria , personalizada y gratuita.

Los Equipos Calificadores Especializados

La autoridad sanitaria nacional a través del Sistema Nacional de Salud realizará la calificación de discapacidades y la capacitación continua de los equipos calificadores especializados en los diversos tipos de discapacidades que ejercerán sus funciones en el área de su especialidad .Los miembros de los equipos calificadores, deben ser debidamente capacitados y acreditados para que puedan ejercer su   trabajo   ,estará habilitado   para calificar discapacidad y certificar la deficiencia o condición discapacitante .Puede constituir por el médico general o especialista ,psicólogo general, clínico ,infantil o neuropsicólogo o de otras especialidades y los trabajadores sociales.

De La Acreditación De Las Personas Con Discapacidad

Una vez realizada la calificación de las personas con discapacidad y el correspondiente registro por parte de la unidad competente del Sistema Nacional de Salud , la autoridad sanitaria deberá remitir inmediatamente dicha información al Registro Civil, Identificación y Cedulación, para que se incluya en la cédula de ciudadanía la condición de discapacidad, su tipo, nivel y porcentaje.

La cédula de ciudadanía que acredite la calificación y el registro correspondiente, será documento suficiente para acogerse a los beneficios de la presente Ley; así como, el único documento requerido para todo trámite en los sectores público y privado.

En el caso de las personas con deficiencia o condición discapacitante, el documento suficiente para acogerse a los beneficios que establece esta Ley en lo que les fuere aplicable, será el certificado emitido por el equipo calificador especializado.

Epidemiología

En Ecuador según el último censo realizado en Noviembre del 2019, existe un total de 475.747 personas que tienen algún tipo de discapacidad, que se dividen en cinco (9):

- Física
- Auditiva
- Visual
- Intelectual
- Psicosocial

Imagen 1
Personas con discapacidad según el "Registro Nacional de Discapacidad"

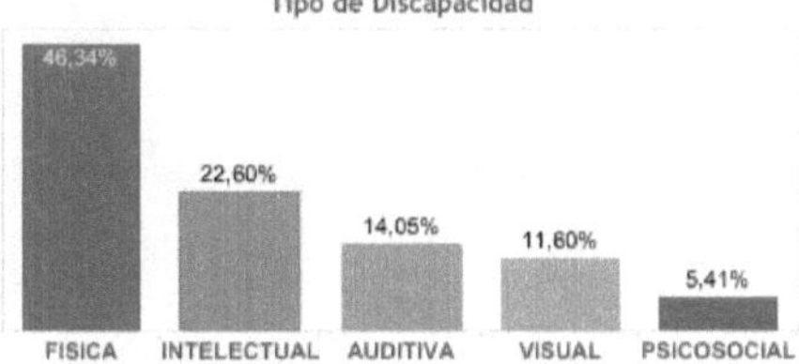

Grado de Discapacidad

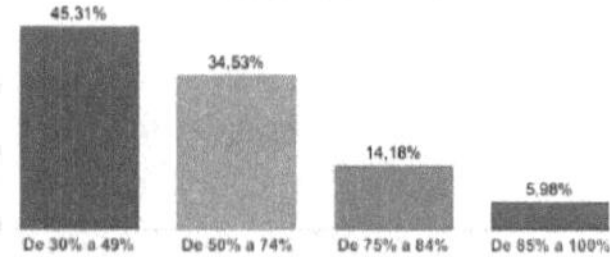

Grupos Etarios

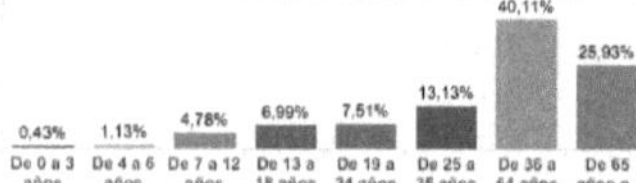

Género

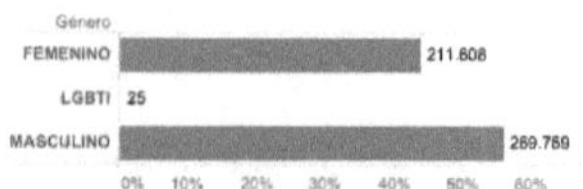

Fuente: Estadísticas de Discapacidad – Consejo Nacional para la Igualdad de Discapacidades [Internet]. Consejodiscapacidades.gob.ec. 2020 [cited 1 September 2020]. Available from: https://www.consejodiscapacidades.gob.ec/estadisticas-de-discapacidad/

El Consejo Nacional para la Igualdad de Discapacidades reportó que la discapacidad más frecuente es la física con un 46%, mientras que la intelectual llega a 22,33% de toda la población con discapacidades, por su parte, el porcentaje de discapacidad psicosocial es de 5,27%, cabe mencionar que este tipo de discapacidad no está debidamente visibilizado por la sociedad en general y por lo mismo se malogra el desempeño social de los individuos. Lo cual nos lleva a plantear programas de atención integral médica a pacientes que se encuentren en estos grupos prioritarios, a través de diagnósticos oportunos, seguimiento especializado y rehabilitación (10).

Muchas alteraciones congénitas son las causantes de patologías que se transforman en una discapacidad física, sin embargo en el Ecuador, de acuerdo con las últimas estadísticas que contamos, la principal causa de discapacidad física son los eventos traumáticos o accidentes en el ámbito laboral o social y la segunda, ciertas patologías como se conoce a las enfermedades crónicas no transmisibles, que pueden llegar a ser incapacitantes (diabetes mellitus, insuficiencia renal, hipertensión arterial mal controlada, etc.) (11).

Desarrollo
Volviendo al punto inicial sobre la dependencia de la discapacidad con relación al ambiente en que se desenvuelve el individuo, cabe mencionar que existen factores de riesgo imprescindibles que impactan en la vida del afectado y también de su familia, sin embargo es importante decir que existen también riesgos que podemos corregir o incluso eliminar, para que el individuo pueda alcanzar una mejora en su calidad de vida.

Los factores de riesgo se clasifican en orgánicos y ambientales. Los orgánicos se dividen a su vez en prenatales, perinatales y postnatales (12).

Tabla 1
Factores de riesgo prenatales en caso de discapacidad

FACTORES PRENATALES

* Alteraciones cromosómicas (síndrome de Down, Turner, Klinefelter, X frágil).
* Alteraciones metabólicas (galactosemia, fenilcetonuria, trastornos del metabolismo
* lípido, síndrome de Hurler).
* Enfermedades hereditarias (microcefalia familiar, distrofia muscular).
* Malformaciones congénitas del sistema nervioso (espina bífida, meningioma).
* Alteraciones valvulares cerebrales (macrocefalia y microcefalia).
* Edad de la madre.
* Intervalo entre gestas y cesárea previa.
* Alteraciones endocrinas de la madre (diabetes mellitus, hipotiroidismo).
* Parto prematuro y abortos previos.
* Deficiencias nutricionales.
* Exposición a toxinas ambientales (como plomo).
* Ingestión de fármacos teratogénicos o drogas (opiáceos, tabaco, inhalantes).
* Exposición a radiaciones.
* Enfermedades infecciosas (rubéola, sarampión, sífilis, citomegalovirus,
    toxoplasmosis).
* Traumatismos.

FACTORES PERINATALES

* Traumas obstétricos (mala utilización de fórceps, caídas o golpes).
* Sufrimiento fetal.
* Patologías (cardiopatías congénitas, inmadurez pulmonar, kernicterus).
* Trastornos hematológicos de incompatibilidad del factor RH.
* Ruptura temprana de membranas.
* Placenta previa.
* Hipoxia neonatal.
* Nacimiento prematuro.
* Bajo peso.
* Circular de cordón.

FACTORES POSTNATALES

* Infecciones del niño (meningoencefalitis, esclerosis tuberosa,
    neurofibromatosis).
* Reacciones posvacunales (encefalitis).
* Ingestión de productos tóxicos (ácidos, alcalinos y fármacos).
* Traumatismos craneoencefálicos con lesión del sistema nervioso central.
* Deficiencias nutricionales.
* Trastornos endocrinos (hipotiroidismo o cretinismo).
* Anomalías craneales (hidrocefalia, microcefalia).

Fuente: Ortega Silva, Patricia; Plancarte Cansino, Patricia Discapacidad: factores de riesgo y prevención y profesionales relacionados Enseñanza e Investigación en Psicología, vol. 22, núm. 2, mayo-agosto, 2017, pp. 183- 196

Factores ambientales, son aquellos con los cuales el individuo se relaciona con su entorno físico, psicosocial y familiar, mismos que pueden ser modificables para el mejoramiento continuo del individuo que tiene algún grado de discapacidad.

FACTORES DE RIESGO SOCIO FAMILIARES
• Bajo nivel de ingresos económicos.
• Bajo nivel educativo de los padres.
• Trastornos psicológicos (depresión, ansiedad, psicosis, esquizofrenia, trastorno bipolar).
• Uso indebido de sustancias tóxicas (drogas, alcohol, tabaco).
• Problemas conyugales.
• Estrés.
• Familias disfuncionales.
• Familias numerosas.
• Orden de nacimiento (número de hijos).
• Padres adolescentes.
• Inexistencia o ausencia de alguno de los padres.
• Ausencia o insuficiencia de redes sociales de apoyo.
• Rechazo social de la familia.
• Desempleo.
• Estilos inadecuados de crianza.
• Abuso, maltrato o descuido del niño.
• Ausencia o limitación de estimulación física, psicológica y social.
• Carencia o restricción de consulta prenatal.
• Uso indebido de medicamentos (automedicación).
FACTORES DE RIESGO MEDIO AMBIENTALES
• Carencia de vivienda o ubicación y tamaño inadecuados.
• Inexistencia o inadecuación de servicios de la vivienda (agua, drenaje, luz, vigilancia, limpieza).
• Convivencia con animales domésticos sin control sanitario.
• Muebles y utensilios domésticos inexistentes o en mal estado.
• Ausencia o inadecuación de materiales lúdicos.
• Carencia o limitación de apoyos médicos, educativos y culturales.
• Ausencia o insuficiencia de programas preventivos

Fuente: Ortega Silva, Patricia; Plancarte Cansino, Patricia Discapacidad: factores de riesgo y prevención y profesionales relacionados Enseñanza e Investigación en Psicología, vol. 22, núm. 2, mayo-agosto, 2017, pp. 183- 196

La tipificación de discapacidad es muy amplia por lo que se las ha resumido en el siguiente texto:

Tipos de Discapacidad:

- Física
- En relación con órganos y sistemas anatómicos
- Sensorial
- Auditiva
- Visual
- Lenguaje
- Psíquica
- Mental/Intelectual
- Psicosocial
- Discapacidad Física

Es la deficiencia o la ausencia de funcionalidad motora o visceral de alguna parte del cuerpo. Sean estos sistemas o aparatos, por ejemplo en el sistema nervioso central: parálisis cerebral, epilepsia, tetraplejia, atrofia muscular espinal, distrofia muscular.

Sin embargo para hablar de las diferentes discapacidades físicas en este texto debemos ampliar el capítulo, para lo cual se identificará los grados de discapacidad que serán evaluados de acuerdo a la discapacidad física que presente cada individuo, no se puede dejar de mencionar que muchas personas viven con más de un tipo de discapacidad, que pueden estar asociadas entre sí y que obviamente aumenta la dificultad para mantener una calidad de vida independiente (11).

La Clasificación Internacional del Funcionamiento, de la Discapacidad y de la Salud (CIF) se adoptó en 2001 por la Asamblea Mundial de la Salud (12).

Tabla 1.
Clasificación Internacional (2018).

Resumen de los capítulos de los componentes orgánicos y estructuras anatómica. (Clasificación Internacional del Funcionamiento, de la Discapacidad y de la Salud, Organización Mundial de la Salud, 2011).

Código	Funciones orgánicas	Código	Estructuras anatómicas
b1	Funciones mentales	s1	Estructuras del sistema nervioso
b2	Funciones sensoriales y dolor	s2	Ojo,oído y estructuras relacionadas
b3	Funciones de la voz y el habla	s3	Estructuras involucradas en la voz y el habla
b4	Funciones de los sistemas cardiovascular, hematopoyetico, inmunológico y respiratorio	s4	Estructuras relacionadas con los sistemas cardiovascular, hematopoyetico, inmunológico y respiratorio
b5	Funciones de los sistemas digestivos, metabólico y endocrino	s5	Estructuras relacionadas con los sistemas digestivo, metabólico y endocrino
b6	Funciones genitourinarias y reproductores	s6	Estructuras relacionadas con el sistema genitourinario y el sistema reproductor
b7	Funciones neuromusculoesquel eticas y relacionadas con el movimiento	s7	Estructuras relacionadas con el movimiento
B8	Funciones de la piel y de la estructuras relacionadas	s8	Piel y estructuras relacionadas

Fuente: Cuenot M. Clasificación Internacional del Funcionamiento, de la Discapacidad y de la Salud. EMC - Kinesiterapia- Medicina Física. 2018;39(1):1-6

Se identifican capítulos importantes que resaltan las dificultades físicas del individuo de acuerdo al sistema anatómico comprometido, esta dificultad y el grado de discapacidad será plenamente identificado por el médico especialista en cada uno de los sistemas. (15)

Tabla 1.
Escala genérica CIF, (2018) (11).

Escala genérica de la Clasificación Internacional del Funcionamiento, de la Discapacidad y de la Salud (CIF, Organización Mundial de la Salud,2001).

xxx.0	No hay problema (ninguno, ausente, insignificante)	0-4%
xxx.1	Problema LIGERO (poco, escaso)	5-24%
xxx.2	Problema MODERADO (medio, regular)	25-49%
xxx.3	Problema GRAVE (mucho,extremo)	50-95%
xxx.4	Problema COMPLETO (total)	96-100%
xxx.8	Sin especificar	
xxx.9	No aplicable	

Fuente: Bloemen M, Backx F, Takken T, Wittink H, Benner J, Mollema J et al. Factors associated with physical activity in children and adolescents with a physical disability: a systematic review. Developmental Medicine & Child Neurology. 2014;57(2):137-148.

Discapacidad Intelectual

La discapacidad intelectual es un trastorno del neurodesarrollo que provoca alteración en la capacidad intelectual y en la conducta, la cual es diagnosticada en individuos menores de 18 años. Este trastorno provoca que el niño tenga mayores dificultades para aprender, caminar, hablar, y sobretodo capacidades adaptativas al medio (16).

El término discapacidad intelectual fue adoptado bajo la ley IDEA en Estados Unidos en el año de 2010 y se la define como un funcionamiento intelectual significativamente bajo del promedio concurrente con déficit de la conducta adaptativa y que se manifiesta en el periodo de desarrollo de las personas.

La identificación de discapacidad intelectual es compleja, por lo que la deben realizar especialistas y ciertas herramientas específicas. Se debe comenzar reconociendo algún tipo de problema durante el desarrollo de un individuo, haciendo énfasis en lenguaje y dimorfas corporales, seguido por la evaluación de funcionamiento intelectual, utilizando el test de coeficiente intelectual (CI) y el nivel adaptativo, sin olvidar una evaluación genética extendida y una valoración personal, familiar y del entorno comunitarios del niño (17).

Primer Nivel de Atención: Identificación.

En el primer nivel de atención el médico general deberá utilizar estrategias para la identificación de problemas intelectuales, a través de controles de niño sano, en los cuales la Escala de Bayley de Desarrollo Infantil (BINS) (7) o el Brigance Screen, son altamente recomendables.
Escala de Bayley del Desarrollo Infantil.

Permite establecer el nivel de desarrollo intelectual y emocional en niños entre el primer mes y 24 meses de edad. Dicha escala mantiene 2 registros, registro Mental/motor y registro Conductual infantil. Existe en estudio el método BINS-III, con el que se podrá evaluar a los niños hasta los 42 meses de edad.

Ilustración 1
Escala de Bayley

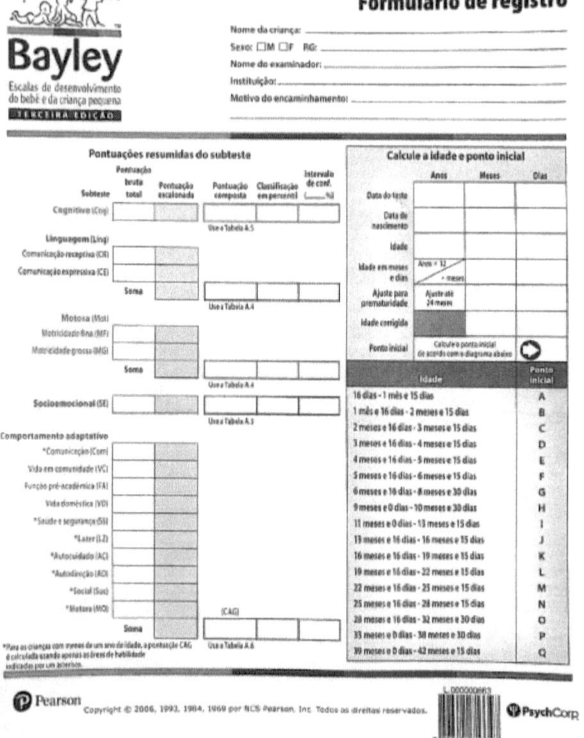

Ilustración 1.- Escala de Bayley, (1994)

Segundo nivel de Atención: Diagnóstico

En segundo nivel de atención, se llevará a cabo la etapa de diagnóstico, identificando cuantitativamente la capacidad intelectual con el puntaje de coeficiente intelectual utilizando la Escala Wechsler de Inteligencia para Niños. Dicho diagnóstico sólo podrá brindarlo el médico especialista como pediatra, psicólogo o neurólogo pediatra.

Existe una escala utilizada para evaluar desarrollo social y conducta adaptativa, Escala de Vineland, la cual permite una evaluación sencilla y eficaz sobre el estado del desarrollo mental, social y psicomotor de los 0-1 año de vida a los 25 o más, la cual identifica los estándares de autonomía personal y conducta social para su edad y grupo cultural.

Discapacidad Psicosocial
Es un trastorno que imposibilita al individuo a tener una vida social significativa ya que mantiene patrones psicosociales que no permiten su participación en la comunidad, en las áreas de educación, empleo, recreación e incluso en las relaciones interpersonales.

Lamentablemente, no existe suficiente literatura que analice los trastornos psiquiátricos como causantes de discapacidad psicosocial, por lo que es importante mantener una perspectiva abierta en este tema, ya que muchos individuos se sienten estigmatizados por una sociedad desinformada (18).

Los trastornos psiquiátricos más comunes son depresión, ansiedad, psicosis, bipolaridad, esquizofrenia, trastorno esquizo-afectivo, autismo, trastorno dual, e incluso muchos individuos tienen trastorno de personalidad antisocial que puede terminar en múltiples riesgos sociales como actitudes violentas, incluso conscientes de que se están realizando un mal.

En los últimos años se ha intentado realizar diagnósticos integrales y poner mayor atención a la salud mental de nuestra población, sin embargo, la comunidad sigue estigmatizando a las personas que sufren trastornos mencionados, lo cual imposibilita un tratamiento médico eficiente y el seguimiento psicológico para su verdadera reinserción social (19).

Los médicos psiquiatras son los únicos en capacidad de diagnosticar un trastorno psiquiátrico incapacitante por lo cual es importante la identificación y derivación a segundo nivel de atención.

Conclusiones

Todos los ecuatorianos formamos parte de la construcción de una sociedad inclusiva, existen diferentes organizaciones no gubernamentales que trabajan por y para personas con algún tipo de discapacidad y leyes que priorizan la atención a este grupo definido como prioritario. Pero también se evidencia que en el ámbito médico aún hay falta de compromiso social frente a individuos que viven con trastornos que dificultan su calidad de vida, así como muchos factores de riesgo propios de nuestra región, como la pobreza, la atención médica deficiente y no personalizada, la desinformación acerca de trastornos incapacitantes, la falta de educación y trabajo continuo con niños con capacidades diferentes, sobrelleva un contexto social, convirtiéndolo así en un problema de Salud Pública.

Debemos entender que la discapacidad es sólo la imposibilidad de realizar acciones diarias por impedimentos físicos o mentales, sin embargo si prestamos atención a las herramientas y las aplicamos de manera eficiente y suficiente podremos crear un ambiente adecuado y más inclusivo, aportando así a que el grado de discapacidad en un individuo mejore.

La atención médica en niños menores de 5 años es fundamental, como médicos de primer nivel de atención, nos permite identificar factores de riesgo, y/o sintomatología en cuanto al neuro desarrollo anormal, y realizar diagnósticos eficientes, seguimiento continuo y rehabilitación temprana para mejora de calidad de vida y a la vez reducir del gasto público promoviendo la promoción y prevención en salud.

Vale reiterar que la atención médica debe ser integral, es decir, que desde su punto de partida o sea la identificación de patología, es imprescindible su derivación a segundo nivel para un diagnóstico y tratamiento oportuno con médicos especialistas, psicólogos, fisioterapeuta y trabajo social.

1. Cazar,R.   Breve Análisis de la Situación de las Discapacidades en el Ecuador;2001
2. Crespo, R. Del Estigma a la Inclusión: Mi Testimonio; 2017
3. Cazar R Derechos y Discapacidad ;2003
4. Cocchiarella L, Gunnar B.J. Master the AMA guides fifth. 5th ed. [Chicago]: AMA Press; 2001.
5. Field M, Jette A, Martin L. Workshop on Disability in America, a New Look. 5th ed. Washington, D.C.: National Academies Press; 2006.
6. Wordl Health Organization. International Classification of Impairments, Disability and Health. Geneva Switzerland, 2001
7. Estadísticas de Discapacidad – Consejo Nacional para la Igualdad de Discapacidades [Internet]. Consejodiscapacidades.gob.ec. 2019 [cited 8 December 2019]. Available from: https://www.consejodiscapacidades.gob.ec/estadisticas-de-discapacidad/
8. Ortega Silva, Patricia; Plancarte Cansino, Patricia Discapacidad: factores de riesgo y prevención y profesionales relacionados Enseñanza e Investigación en Psicología, vol. 22, núm. 2, mayo-agosto, 2017, pp. 183-196
9. Vos T, Barber R, Bell B, Bertozzi-Villa A, Biryukov S, Bolliger I et al. Global, regional, and national incidence, prevalence, and years lived with disability for 301 acute and chronic diseases and injuries in 188 countries, 1990–2013: a systematic analysis for the Global Burden of Disease Study. The Lancet. 2015;386(9995):743-800.Weiss L, Oakland T, Aylward G. Bayley-III clinical use and interpretation. 1st ed. Amsterdam: Academic Press; 2010.
10.Lima-Rodríguez J, Baena-Ariza M, Domínguez-Sánchez I, Lima-Serrano M. Discapacidad intelectual en niños y adolescentes: influencia en la familia y la salud familiar. Revisión sistemática. Enfermería Clínica. 2018;28(2):89-102.
11.Fernandes H, Cantrill S, Kamal R, Shrestha R. Inclusion of people with psychosocial disability in low and middle income contexts: a practice review. Christian Journal for Global Health. 2017;4(3).
12.Kapsal N, Dicke T, Morin A, Vasconcellos D, Maïano C, Lee J et al. Effects of Physical Activity on the Physical and Psychosocial Health of Youth With Intellectual Disabilities: A Systematic Review and Meta-Analysis. Journal of Physical Activity and Health. 2019;16(12):1187-1195.

13.Bloemen M, Backx F, Takken T, Wittink H, Benner J, Mollema J et al. Factors associated with physical activity in children and adolescents with a physical disability: a systematic review. Developmental Medicine & Child Neurology. 2014;57(2):137-148.

14.Cuenot M. Clasificación Internacional del Funcionamiento, de la Discapacidad y de la Salud. EMC - Kinesiterapia - Medicina Física. 2018;39(1):1-6.

CAPÍTULO 11

Verónica Anavel Inuca Tocagón
Covid 19 En El Escenario De Salud- Ecuador

COVID 19 EN EL ESCENARIO DE SALUD- ECUADOR

"Lo que sabemos es una gota de agua; lo que ignoramos es el océano"

Isaac newton

Introducción

La propagación global por COVID 19 es el tema dominante de conversaciones y medios de comunicación, desde el aparecimiento de los primeros casos en Wuhan en diciembre del 2019 en un grupo de personas quienes padecían de un tipo de neumonía desconocida que comprometía gravemente su sistema respiratorio y hemodinámico, extendiéndose a varios países, por lo que el 11 de marzo del 2020 la OMS declaro una pandemia[1].

En Ecuador, el primer probable caso fue importado desde Madrid, España: una mujer de 71 años de edad quien arribó al país el 14 de febrero, posteriormente presentó síntomas relacionados con la enfermedad, pero no fue hasta el 29 de febrero que el Ministerio de Salud Pública de Ecuador anunció el primer caso confirmado de coronavirus, siendo el tercer país de la región en presentar infectados dentro de su territorio[1].

Epidemiología y Fisiopatología de Covid19

SARS-CoV2, pertenece a la familia coronaviridae, es un virus de ácido ribonucleico (ARN). Su genoma es 96.2% idéntico a los coronavirus encontrados en murciélagos. El virus puede utilizar la proteína enzima convertidora de angiotensina 2 (ACE2) para ingresar a las células. La ACE2 está altamente expresada en células alveolares del pulmón, allí cumplen roles de protección pulmonar, que se pueden ver alteradas cuándo el virus se encuentra unido a este receptor.

El período de infectividad del COVID19 es mayor que el de influenza, con un número reproductivo básico (Ro) estimado de 2.28.

La mortalidad es mayor que la reportada en los últimos contagios por influenza estacional (0.1%), aunque menor que otros brotes por coronavirus como el SARS y MERS-CoV (9.6% y 34.4% respectivamente).

En cuanto a la letalidad es incierta debido a múltiples razones:

- Muchas personas pueden ser asintomáticas y por lo tanto no diagnosticadas,
- No todas las zonas geográficas cuentan con capacidad de realizar tests a todos los pacientes con sospecha,
- Las complicaciones (y/o muerte) pueden suceder mucho después que el contagio (entre 2-3 semanas post-infección).

Hasta septiembre de 2020 el Ministerio de Salud Pública del Ecuador (MSP) resumió 136.000 casos en total a nivel nacional, de ellos el 53.2% corresponde a hombres; además 112.000 recuperados, de ellos 16.548 con alta hospitalaria; y, 11.312 decesos; Guayas (1598 personas fallecidas) y Pichincha (1161 personas fallecidas) son las provincias que tienen el mayor número de casos de personas fallecidas por COVID19[2].

Varios estudios han propuesto 3 fases probables de la infección y su compromiso orgánico[3]:

- Estadío 1 (leve) o infección temprana;
- Estadío 2 (moderado) con compromiso pulmonar con (2a) o sin (2b) hipoxia; y
- Estadío 3 (severo) donde prima la respuesta inflamatoria sistémica aumentada[4].

La severidad clínica de COVID19 se ha reportado como:

- Leve 81.4% (fiebre, tos, disnea, mialgias, fatiga, diarrea y linfopenia)[5].
- Severo 13.9% y crítica 4.7%[5]. Los casos severos se presentan como neumonía, distrés respiratorio (SDRA), con o sin shock cardiogénico y/o distributivo. Aquellos más vulnerables son los ancianos y pacientes con comorbilidades.

Prevalencia de Enfermedad Cardio Vascular -ECV en pacientes con COVID19

Un meta análisis de 6 estudios que incluyó 1527 pacientes con COVID19 evaluó la prevalencia de ECV y reportó 17.1% de hipertensión, 16.4% enfermedad cerebrovascular, y 9.7% diabetes[6].

Los pacientes que requirieron admisión a unidad de cuidados intensivos (UCI) tenían más comorbilidades que aquellos que no se admitieron. La tasa de mortalidad en 44.672 COVID19 confirmados en Wuhan, China fue 10.5%, 7.3% y 6.0% en aquellos con ECV, diabetes e hipertensión arterial, respectivamente, y notablemente mayores que la tasa de mortalidad general de 2.3%[5].

Datos en Italia sugieren una tasa de mortalidad similar y riesgo mayor de muerte en pacientes con comorbilidades[7].

Mecanismos de Síndrome de respuesta inflamatoria por COVID19

Al 15 de mayo de 2020 se han notificado a la OMS más de 4 millones de casos confirmados de COVID-19, 285 000 de ellos mortales[8]. Los riesgos de presentar cuadros graves y de fallecer son más elevados en las personas de edad avanzada y en las que tienen enfermedades no transmisibles, como hipertensión arterial, cardiopatías, neumopatías crónicas y cáncer. Además, en los datos disponibles se describen manifestaciones clínicas de esta enfermedad que generalmente son más leves en los niños que en los adultos[9], pero se indica también que algunos niños necesitan ser hospitalizados y sometidos a cuidados intensivos[10, 11].

Una vez que el virus SARS-CoV2 ingresa al epitelio respiratorio y el receptor es una persona con un sistema inmune sano así como el inóculo es pequeño, generalmente la reacción contra el virus se librará en las vías aéreas superiores y el sistema inmunitario innato. Éste está formado por los mecanismos de barrera del epitelio respiratorio, las inmunoglobulinas G (IgG) y A (IgA) naturales, la respuesta local de interferones tipo I, la activación de la cascada del complemento por vía alterna y la citotoxicidad mediada por células natural killer (NK); estas últimas serán suficientes para erradicar la infección, poca participación de la respuesta inmune adaptativa.

Cuando el inóculo es grande, la respuesta inmunitaria innata no está en su mejor momento por enfermedades crónicas (diabetes, obesidad mórbida), o se trata de un individuo adulto mayor, donde existe senescencia del sistema inmune, el virus llegará con facilidad a las vías aéreas inferiores con el riesgo de causar una bronconeumonía y formas graves de COVID-19[8].

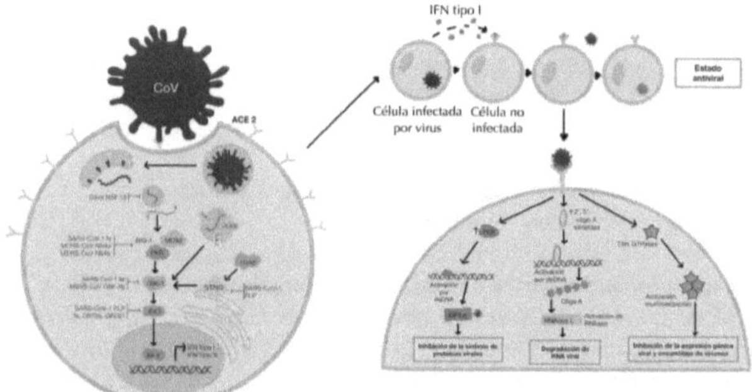

Figura 1. El virus SARS CoV2 retrasa la producción de interferón y del sistema inmune innato mediante distintas estrategias. La mayoría de las personas consigue una respuesta inmune adecuada con la producción de interferón I que induce un estado antiviral en las células cercanas (Modificada de Vabret N, et al. Inmunity (2020), doi https://doi.org/ 10.1016/j.inmuni.2020.05.002.)

Valoración Clínica del Paciente con Covid-19 Ambulatorio
Es necesario que el personal de salud identifique las manifestaciones clínicas, por qué, los pacientes podrían cursar con cuadros subclínicos y diversidad de presentaciones iniciales, inclusive ser asintomáticos, lo que dificulta la detección temprana, reconocimiento de la gravedad y el deterioro que puede ser súbito[12].

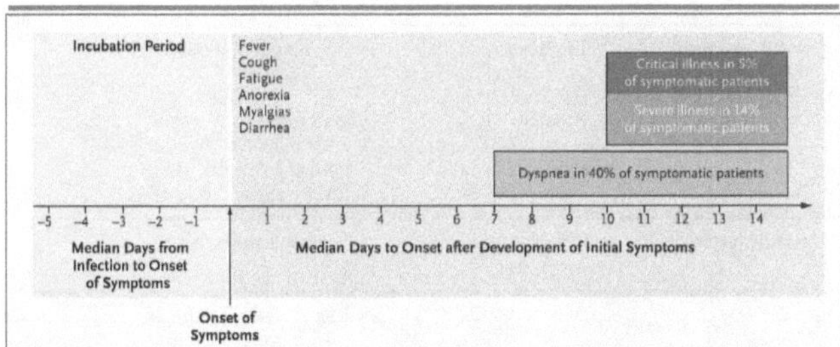

Figura 2: Cronología de los síntomas de la enfermedad grave por coronavirus (COVID19) El borde izquierdo de los recuadros de colores muestra la mediana de tiempo hasta la aparición de los síntomas y las complicaciones. Existe una amplia variación en la duración de los sintomas y compliaciones. Adaptado de Zhou et.al y los Centros para el Control y Prevención de Enfermedades, 2020.

Tabla 1

Presentación de alertas por signos y síntomas de acuerdo a cada sistema

Sistemas	Signos y síntomas	Alerta
Respirator ios[13]	Tos	Tos más hemoptisis
	Taquipnea	Frecuencia respiratoria mayor a 22 rpm
	Hipoxia (puede variar a nivel del mar o altura)	SpO2 menor a 90% Cianosis labial y periférica
	Disnea o Dificultad respiratoria	De reposo o esfuerzo leve Ortopnea Uso de músculos accesorios Aleteo nasal
	Cambios en la auscultación pulmonar como sibilancias, crepitaciones y roncus	Sospecha clínica de neumonía con sobreinfección bacteriana Sospecha clínica de neumonía severa

Cardiovasculares	Taquicardia	• FC: mayor a 100 lpm en reposo
	Hipotensión	• PAS menor a 90 mmHg • PAD menor a 60 mmHg
	HTA	• PAS mayor a 140 mmHg • PAD mayor a 90 mmHg
Gastrointestinal	Intolerancia a la vía oral	• Vómito incoercible
	Diarrea	• Más de 5 deposiciones diarreicas al día
	Deshidratación	• Signos de deshidratación
Neurológico	Alteración del estado de conciencia	• Letargia, desorientación, confusión aguda, crisis convulsiva
Generales[13]	Fiebre	• Estado febril de 48 horas o más con temperatura >38°C
	Estado general	• Polimialgia, poliartralgia, astenia, cefalea
Dermatológico	Exantemas	• Erupción urticariforme, o vesicular, lesiones acro-isquémicas, lesiones livedo reticular, púrpura petequial reticular[14]
Oftalmológico	Congestión conjuntival	• Presencia Congestión conjuntival, quemósis y epífora

Fuente: el autor, modificado del Algoritmo de manejo de pacientes con sospecha de infección por COVID-19 en el primer nivel de atención y en zonas remotas de la Región de las Américas, OPS. 2020

Pruebas de Deteccion de Covid 19 Asociado Sars Cov 2

Las pruebas para la detección de SARS CoV2, incluyen métodos que detectan la presencia del virus o anticuerpos producidos por el ser humano.

Método de detección del virus

La reacción en cadena de la polimerasa de transcripción inversa (rRT-PCR) en tiempo real, se realiza en muestras respiratorias obtenidas por varios métodos, incluyendo el hisopo nasofaríngeo o la muestra de esputo[15]. Los resultados están generalmente disponibles en horas y 2 días[16]. Los métodos moleculares apalancan la reacción molecular en cadena (PCR) junto con pruebas de ácido nucleico, y otras técnicas analíticas avanzadas, para detectar el material genético del virus, usando la reacción en cadena de la polimerasa de transcripción inversa en tiempo real, para propósitos de diagnóstico.

Una de las primeras pruebas PCR fue desarrollada en Charité, Berlín en enero de 2020 utilizando la reacción en cadena de la polimerasa de transcripción inversa (rRT-PCR) en tiempo real, y formó la base de 250,000 paquetes para su distribución por la Organización Mundial de la Salud (OMS)[16]. Estudios comparativos demuestran una sensibilidad de la prueba del 80% con una especificidad de 90% a partir del inicio de los síntomas. A partir del décimo día la probabilidad de detección de partículas virales disminuye[18].

Método de detección de anticuerpos

Inicialmente, hablemos de la inmunigenicidad. El mecanismo de infección de SARS-CoV-2 inicia con la unión del virión al receptor (ACE2) de la célula huésped y su posterior entrada por endocitosis. El genoma RNA viral se libera al citoplasma donde se transcriben y se traducen las proteínas necesarias para la producción de las proteínas estructurales y para la replicación de su material genético. Posteriormente, el RNA replicado se asocia con la nucleocápside y se ensambla junto con las proteínas estructurales para conformar las partículas víricas que serán liberadas de la célula infectada.El sistema inmune responde a la infección viral mediante el reconocimiento de patrones moleculares asociados a patógenos (PAMPs) por parte de la inmunidad innata y por la acción de los linfocitos T y B por parte de la inmunidad humoral[20].

La respuesta inmune a la infección es la producción de anticuerpos incluyendo a los IgM e IgG.

Los análisis o pruebas pueden realizarse en laboratorios centrales (CLT) o en pruebas en puntos de cuidado (PoCT). Los sistemas automatizados de alto rendimiento en muchos laboratorios clínicos podrán realizar estos ensayos, pero su disponibilidad dependerá de la tasa de producción de cada sistema. Para los CLTs normalmente se usa un solo espécimen de sangre periférica. Para los PoCT un único espécimen de sangre normalmente es obtenido mediante punción en la piel[17].

En el mes de marzo se desarrollaron pruebas en sangre para detectar anticuerpos, permitiendo determinar si una persona nunca ha sido infectada y funcionará aún si la persona desarrolló síntomas. El resultado se obtiene en menos de 10 minutos mediante la detección de los anticuerpos IgM e IgG[17].

Estas pruebas se recomiendan en personas con contacto estrecho no protegido que presenten síntomas durante los 14 días iniciales de aislamiento. Si esta es positiva debe ir a 14 días de aislamiento si presenta síntomas leves, o 28 días si presenta síntomas moderados a severos. Si es negativa se descarta el caso[18]. La sensibilidad de estas pruebas es muy variable debido al amplio período de ventana, puede servir de tamizaje a personas sintomáticas con antecedente de contacto y levantar el perfil de la seroprevalencia en la población[19].

Acciones en el Primer Nivel de Atención
El primer nivel de atención constituye la puerta de entrada en el Sistema Sanitario. Primordial para potencializar la estrategia a nivel nacional y la consecución de resultados adecuados no solamente en la estrategia de control de la Pandemia por COVID19. Está constituido por los centros de salud y consultorios de atención primaria; tanto en zonas urbanas y rurales del país. En estos servicios prestan atención sanitaria profesionales que conforman el equipo multidisciplinario, como:

• Medicina familiar /Medicina general,
• Epidemiología
• Enfermería

- Auxiliar de Enfermería
- Trabajo social
- Psicología
- Técnico de atención primaria (TAPS)/Técnico operativo de atención (TOAS)
- Obstetricia
- Odontología
- Personal administrativo
- Personal de higiene ambiental

Demás profesionales de atención ambulatoria y con visión generalista

- Pediatría y gineco obstetricia
- Planes de acción a nivel comunitario sobre COVID-19[19]:
- Protección de las personas consideradas como vulnerables
- Mantener el funcionamiento las unidades asistenciales
- Manejar efectivamente los casos sospechosos/confirmados
- Gestionar adecuadamente los equipos de protección personal
- Gestionar otros procesos de atención como la tele asistencia y telemedicina

La provisión de servicios en este nivel disminuye las inequidades sociales y que las personas más vulnerables tengan acceso y atención de salud, como garantía de lo estipulado en el Modelo de Atención Integral de Salud Familiar de la República del Ecuador (MAIS- FCI) en cuyo marco conceptual destaca: la participación social, el enfoque de interculturalidad, la integración de la salud mental, la investigación, formación y capacitación del talento humano con la Red Pública Integral de Salud[19].

Actividades a desarrollar como manejo integral en el primer nivel de atención de los pacientes COVID-19 son[19, 20]:

- Triage en los centros de atención, identificación oportuna y activa de pacientes sospechosos y confirmados.

- Manejo ambulatorio-domiciliario activo de los casos sospechosos/ confirmados de COVID-19 (no grave): abordaje sintomático, no farmacológico experimental.

- Realizar anamnesis, examen físico, identificar los factores de riesgo y signos de alarma de los casos sospechosos/confirmados.
- Establecer la clasificación de gravedad, identificar complicaciones y referir oportunamente a los pacientes sospechosos/diagnosticados (COVID-19 grupo de riesgo o con signos/síntomas de gravedad).
- Seguimiento clínico presencial o a distancia (tele asistencia) de los pacientes COVID-19 con aislamiento domiciliario, y sus contactos.
- Identificación, registro y monitoreo de las reacciones adversas a tratamientos farmacológicos y terapias alternativas.
- Información/educación para el cuidado del paciente COVID-19 y manejo de su entorno.
- Seguimiento de pacientes con alta hospitalaria hasta su curación y seguimiento de recuperación/rehabilitación y complicaciones.
- Manejo compasivo-paliativo a los pacientes ambulatorios-domiciliarios con COVID-19 que puedan beneficiarse del mismo.
- Investigación de patología mental en pacientes, población general y personal de salud en contacto con COVID-19
- Prevención, promoción y contingencia de la enfermedad en la comunidad.
- Educación enfática sobre las medidas comprobadas de prevención: la cuarentena domiciliaria y el distanciamiento social de la población general.
- Colaborar en la vigilancia epidemiológica: individual, familiar y comunitaria de la epidemia COVID-19.
- Mantener actividades intra o extramurales para garantizar la prestación sanitaria de la población no-COVID-19.
- Vigilar y mantener activamente la salud de la población en estado de vulnerabilidad o riesgo (mayores de 60 años, comorbilidades, inmunocomprometidos, etc.).
- Priorizar y optimizar recursos humanos, materiales e insumos en la prestación sanitaria.
- Precautelar la salud e integridad del profesional de salud y de todo el equipo multidisciplinario de atención comunitaria.
- Orientación a centros educativos, empresas e instituciones para preparación y respuesta para la enfermedad COVID-19.
- Mantener las medidas de bioseguridad y pautas de dirección en los centros asistenciales.

- Cumplir con el llenado de documentos de notificación, vigilancia y seguimiento epidemiológico, así como articularse con el personal de epidemiología.
- Realizar actividades de limpieza/desinfección de equipos y adoptar las medidas de control administrativo, así como gestión de los residuos generados del manejo y contacto con pacientes COVID-19.
- Gestionar la toma de muestras para el diagnóstico COVID-19 de ser necesario.

Manejo domiciliario de casos de COVID-19 [19,20]

- Manejo sintomático individualizando según el cuadro clínico.
- Monitoreo diario de la evolución clínica (vigilancia del deterioro súbito)
- Detección precoz y prevención de contagio a contactos.
- Educación al paciente, su cuidador, su proveedor, familia y contactos
- Vigilancia del aislamiento social obligatorio.
- Fortalecer redes de apoyo social para garantizar líneas vitales en el domicilio (provisión, alimentación, hidratación).
- Evitar uso de fármacos experimentales y de forma indiscriminada para casos ambulatorios de COVID-19 con síntomas leves o moderados.
- Manejo adecuado de residuos domiciliarios

1. Ojeda, et al: New alternative for treatment for COVID19 in.Vol3.2020. Interamerin Journal of Medicine and Health. Disponible en: https://iajmh.emnuvens.com.br/iajmh/article/view/82

2. Ministerio de Salud Pública, septiembre de 2020. Disponible en: https://www.salud.gob.ec/el-ministerio-de-salud-publica-del-ecuador-msp-informa-situacion-coronavirus/

3. Pérez G, Corona virus y su impacto cardiovascular. SIAC. Marzo de 2020 Disponible en : http://www.siacardio.com/novedades/covid-19/coronavirus-y-su-impacto-cardiovascular/

4. Hasan K. Siddiqi, and Mandeep R. Mehra. COVID-19 Illness in Native and Immunosuppressed States: A Clinical-Therapeutic Staging Proposal. Journal of Heart and Lung Transplantation [in press] https://doi.org/10.1016/j.healun.2020.03.012

5. Wu Z, McGoogan JM. Characteristics of and Important Lessons From the Coronavirus Disease 2019 (COVID-19) Outbreak in China: Summary of a Report of 72314 Cases From the Chinese Center for Disease Control and Prevention. JAMA 2020

6. Li B, Yang J, Zhao F et al. Prevalence and impact of cardiovascular metabolic diseases on COVID-19 in China. Clin Res Cardiol 2020.

7. Porcheddu R, Serra C, Kelvin D, Kelvin N, Rubino S. Similarity in Case Fatality

8. Matricardi PM, et al. The first, holistic immunological model of COVID-19: implications for prevention, diagnosis, and public health measures. Pediatr Allergy Immunol. Accepted Author Manuscript. doi:10.1111/pai.13271Rates (CFR) of COVID-19/SARS-COV-2 in Italy and China. J Infect Dev Ctries 2020;14:125-128

9. SIAC. COVID19 y tratamiento antihipertensivo. Sociedad Interamericana de Cardiología. Merzo.2020 Disponible en:http://www.siacardio.com/novedades/covid-19/covid-19-y-tratamiento-antihipertensivo-posicion-de-la-sociedad-interamericana-de-cardiologia-siac/

10. Dirección General de Salud Pública. Gobierno de España. Manejo domiciliario de COVID 19, marzo de 2017. Disponible en : https://www.semg.es/images/2020/Documentos/20200317_Manejo_domicilio_COVID_19.pdf

11.CDC Definitions of sympyoms for reportable illnesses. 2020. Disponible en : https://www.cdc.gov/quarantine/air/reporting-deaths-illness/definitions-symptoms-reportable-illnesses.html

12.Manalo IF, Smith MK, Cheeley J, Jacobs R, A Dermatologic Manifestation of COVID-19: Transient Livedo Reticularis. [Internet.] Journal of the American Academy of Dermatology (2020). Disponible en: https://doi.org/10.1016/j.jaad.2020.04.018.

13.Alcantara, et.al. Coronavirus y anifestaciones cutáneas SEMFYC abril 2020 Disponible en: https://amf-semfyc.com/web/article_ver.php?id=2650

14.Sheridan, Cormac (19 de febrero de 2020). «Coronavirus and the race to distribute reliable diagnostics». *Nature Biotechnology* (en inglés). doi:10.1038/d41587-020-00002-2

15.Li, Z.; Yi, Y.; Luo, X.; Xiong, N.; Liu, Y.; Li, S.; Sun, R.; Wang, Y. *et al.* (2020). «Development and Clinical Application of a Rapid IgM-IgG Combined Antibody Test for SARS-CoV-2 Infection Diagnosis». *Journal of Medical Virology*. PMID 32104917. doi:10.1002/jmv.25727

16.Saavedra, Carlos. Consenso Colombiano diagnóstico y manejo de la infección por SARS CoV2 /COVID19 en establecimientos de Salud. Recomendaciones basadas en consenso de expertos e informadas en la evidencia. Suplemento, vol 4.Colombia 2020. Disponible en : https://www.revistainfectio.org/index.php/infectio/article/view/851 http://dx.doi.org/10.22354/in.v24i3.851

17.Gobierno de España. Ministerio de Sanidad. Guía para la utilización de tests rápidos de anticuerpos para COVID-19. 2020. Disponible en: https://portalandaluciacovid19.es/wp-content/uploads/2020/04/Guia_test_diagnosticos_serologicos_20200407.pdf

18.Pastrian, S. G. Bases genéticas y moleculares del COVID-19 (SARS-CoV-2). Mecanismos de patogénesis y de respuesta inmune. Int. J. Odontostomat., 14(3):331-337, 2020. Disponible en : https://scielo.conicyt.cl/pdf/ijodontos/v14n3/0718-381X-ijodontos-14-03-331.pdf

19.Varios autores. Consenso multidisciplinario informado en la evidencia sobre el tratamiento de COVID19. Agosto de 2020. Disponible en: https://www.salud.gob.ec/wp-content/uploads/2020/08/Consenso-Multidisciplinario-informado-en-la-evidencia-sobre-el-tratamiento-de-Covid-19-V9_11_08_2020_compressed.pdf